U0277017

大血管
腔内治疗实战
图谱

主 编 刘 鹏 叶志东

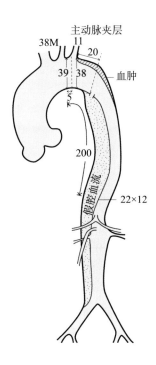

中国协和医科大学出版社

北京

图书在版编目（CIP）数据

大血管腔内治疗实战图谱/刘鹏，叶志东主编.—北京：中国协和医科大学出版社，2021.6
ISBN 978-7-5679-1752-1

Ⅰ.①大… Ⅱ.①刘… ②叶… Ⅲ.①血管外科学－图谱 Ⅳ.①R654.3-64

中国版本图书馆CIP数据核字（2021）第109422号

大血管腔内治疗实战图谱

主　　编：刘　鹏　叶志东
责任编辑：李元君　李亚楠
封面设计：许晓晨
责任校对：张　麓
责任印制：张　岱

出版发行　**中国协和医科大学出版社**
　　　　　（北京市东城区东单三条9号　邮编100730　电话010-65260431）
网　　址：www.pumcp.com
经　　销：新华书店总店北京发行所
印　　刷：小森印刷（北京）有限公司
开　　本：787mm×1092mm　　1/16
印　　张：15.25
字　　数：330千字
版　　次：2021年6月第1版
印　　次：2021年6月第1次印刷
定　　价：268.00元
ISBN 978-7-5679-1752-1

编委名单

主　编　刘　鹏　叶志东
副主编　刘　暴　邵　江

编　者（以姓氏笔画为序）

马　博　　马江宇　　王超楠　　方荔菁　　叶　炜
叶志东　　刘　鹏　　刘　暴　　刘昌伟　　刘晓鹏
孙明胜　　孙聪睿　　李　康　　杨　博　　来志超
张　新　　张建彬　　陈俊冶　　陈跃鑫　　邵　江
郑　夏　　郑月宏　　徐乐吟　　韩永新　　雷金松

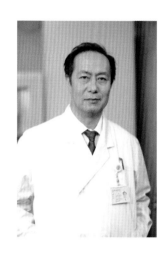

刘 鹏

中日友好医院党委副书记、纪委书记，全国中西医结合心脏病中心主任，心脏血管外科主任。

主任医师、教授、博士生导师。

国家科学技术奖评审专家。中央保健会诊专家。"白求恩式好医生"，中国医师奖、首都精神文明建设奖获得者，国家卫生计生有突出贡献中青年专家、优秀共产党员，享有国务院政府特殊津贴。兼任国际血管联盟（IUA）中国分部全体委员会主席、中国人体健康科技促进会监事长、中国中西医结合学会周围血管病专业委员会候任主任委员、中国医师协会中西医结合分会心胸外科专家委员会副主任委员、北京医师协会血管外科专科医师分会常务副会长、北大医学部心血管外科学系副主任、首都医科大学下肢动脉硬化闭塞症临床诊疗与研究中心副主任、北京航空航天大学生物与医学工程学院"医工交叉试验班"医学导师。《血管与腔内血管外科杂志》副主编、《中国心血管病研究》杂志常务编委、《中华胸心血管外科杂志》通讯编委。每年主办国家级继续教育项目4项，获得科技部、国家自然科学基金及卫生部科研基金项目10余项，近年发表SCI论文20余篇，主编血管外科专著5部。

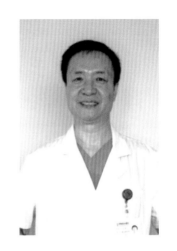

叶志东

中日友好医院心脏血管外科副主任。

主任医师，教授，硕士生导师。

第一届国际血管联盟中国分会青委员会主任委员；现任国际血管联盟中国分会血透通路专业委员会主任委员、中国人体健康科技促进会血管外科学专业委员会副主任委员、中国医师协会腔内血管学专委员腔静脉梗阻疾病专业委员会副主委员、中国中西医结合学会周围血管病专委员会颈动脉专家委员会副主委员、血管通路专家委员会副主委员、北京医师协会血液透析通路专业委员会副主委员等；同时担任《中华血管外科杂志》《AVS》等8个核心期刊编委；是中华医学会医疗鉴定专家，国家级继续教育项目负责人；先后在美国、德国、澳大利亚、日本等国留学、访问；以第一作者或通讯作者发表学术论文60余篇，参编学术著作11部，其中英文专著1部，完成国家级课题3项。

大血管腔内治疗实战图谱
Atlas of Endovascular Aortic Repair for Clinical Cases

前　言

　　传统开放手术一直以来是治疗主动脉瘤的最佳手段，直到1991年世界首例腔内隔绝腹主动脉瘤成功，开创了微创治疗主动脉瘤的新纪元；腔内治疗技术具有创伤小、恢复快、可重复性高等优势；目前，腔内介入技术已广泛应用于全身血管疾病的治疗之中。

　　主动脉瘤与主动脉夹层是血管外科的常见病，由于人口老龄化和影像学诊断技术的不断提高等因素，发病率有上升趋势。目前绝大多数的主动脉瘤及夹层动脉瘤均由腔内治疗完成，腔内治疗主动脉瘤是一项全新技术，需要影像判断、空间构像及介入治疗等多项知识与技术结合，尤其是术前对瘤体的精准测量、支架的选择等在以前开放手术时代很少用到的知识与技术，都需要重新学习、掌握。中日友好医院心脏血管外科与北京协和医院血管外科是我国较早开展腔内治疗技术的团队之一，多年来积累了一些临床经验，同时也学习借鉴了部分国际、国内多家医院的先进经验。本书采取了图文并茂的形式，形象地阐明了腔内治疗主动脉瘤的思路、方法及技术要点，并分系统与章节描述；根据动脉瘤的部位，本书共分升主动脉、主动脉弓、胸腹主动脉、腹主动脉四章，共四十二节，涵盖了绝大部分主动脉瘤的各种腔内治疗方法，既有标准的EVAR、TEVAR手术案例，也有通过"烟囱""三明治""八爪鱼""开窗"等技术挑战复杂动脉瘤的案例，本书由两家医院的专家共同编写，以病例与图谱的形式呈现给读者，重在实用，集中展示了在主动脉瘤与主动脉夹层介入治疗领域的心得与体会。

本书以案例的形式介绍了治疗主动脉瘤与主动脉夹层病变的新技术——血管腔内技术，从升主动脉、主动脉弓及降主动脉、胸腹主动脉、腹主动脉、髂动脉这五方面展示了多种疑难主动脉疾病治疗策略。每个病例包括适应证的选择、诊疗策略、血管腔内操作方法和技巧的描述、各种技术的有效性。收集了57例相关病例，500余幅图像，配以文字说明和专家点评，有值得推荐的成功经验，也有手术过程中的教训，并提出了手术中的注意事项。总之，本书内容来自于临床，也将服务于临床，希望本书的出版能为从事血管工作的临床一线医生在实践中提供临床思路与治疗方案。

目　录

第 1 章
升 主 动 脉

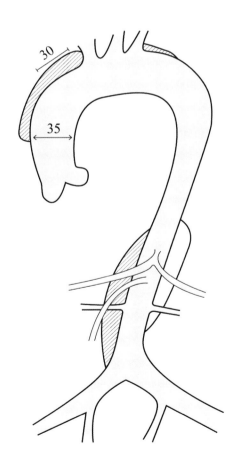

升主动脉夹层治疗

升主动脉-双侧颈动脉人工血管转流术+主动脉夹层腔内修复术+主动脉弓瘤体、左锁骨下动脉栓塞术

● **主　诉**

主动脉夹层术后14年，头晕伴后背部酸痛2天。

● **病　史**

患者，男，56岁，14年前突发后背部剧烈疼痛，CT考虑主动脉夹层，行主动脉夹层腔内支架修复术。3年前患者左上腹剧烈疼痛，CT示主动脉支架内漏，行主动脉支架修复术。2日前头晕，伴后背部酸痛，休息后好转，次日测量血压最高170/100mmHg。行CT示：主动脉支架周围见欠均匀稍低密度影环绕，最宽处直径约为10.6cm，较前略增宽。

● **诊疗策略**

患者腹主动脉支架内漏诊断明确，有手术指征。患者患高血压30年，血压最高220/120mmHg，术前需控制血压。患者既往曾因主动脉夹层多次行腔内介入治疗，病情复杂，术前需仔细拟定手术方案。

● **诊疗过程**

1. 全麻，平卧位，背部、颈肩部垫高，术野常规消毒铺巾。取双侧颈部胸锁乳突肌内侧缘斜行切口切开长约5cm，逐层切开，在胸锁乳突肌内侧解剖显露颈总动脉，套阻断带

备用。

2. 取胸部正中切口长约25cm，逐层切开，达胸骨骨膜层。于胸骨上切迹处游离至胸骨后方，于胸骨下端游离剑突，予以切除。以骨锯沿胸骨中线锯开胸骨，游离胸腺、右无名静脉，予套带牵开。打开心包，显露升主动脉。静脉肝素化。

3. 侧壁阻断升主动脉，纵行切开约2cm，见升主动脉管壁稍薄弱。取14-7分叉型人工血管，粗大端修剪后与升主动脉做端侧吻合。将人工血管两分支分别自皮下引至双侧颈部切口内。阻断右侧颈总动脉近心、远心端，纵行切开约1cm，将人工血管分支端修剪后与颈动脉做端侧吻合。吻合完毕后撤去阻断，触诊右颈动脉远端搏动良好。同法行人工血管与左颈动脉端侧吻合，吻合完毕后撤去阻断，触诊左颈动脉远端搏动良好。10号线结扎左颈总动脉吻合口近端。

4. 逆行穿刺左股动脉，植入8F导管鞘，造影确认穿刺点位于股总动脉后，预埋2把血管缝合器，重新植入10F导管鞘；逆行穿刺左肱动脉，植入导管鞘，导丝、猪尾配合上行至升主动脉，将猪尾导管留置于升主动脉吻合口近端，造影示：升主动脉–双侧颈总动脉人工血管桥通畅，吻合口未见明显狭窄，双侧颈内动脉显影可，右侧锁骨下动脉经颈动脉返血显影；主动脉弓部及降主动脉可见原支架影，主动脉弓部瘤样扩张，支架近端Ⅰ型内漏，左锁骨下动脉血流为正向（图1-1-1）。

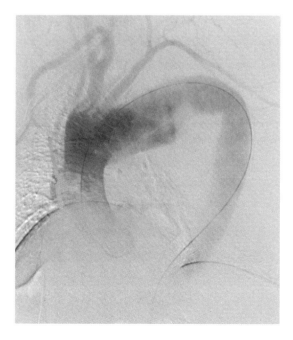

图1-1-1 升主动脉造影

5. 左股动脉置换超硬导丝，置换24F导管鞘，沿导丝引入主动脉覆膜支架（GORE TAG TGU454520），覆膜区近端平齐升主动脉-人工血管吻合口远心端，精确定位后释放（图 1-1-2）。

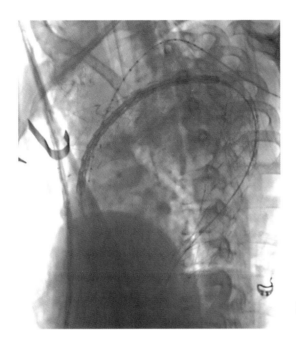

图1-1-2　透视下引入覆膜支架

6. 再次造影示：主动脉支架位置、形态良好，I 型内漏消失，但可见经无名动脉及左锁骨下动脉的 II 型内漏（图 1-1-3）。

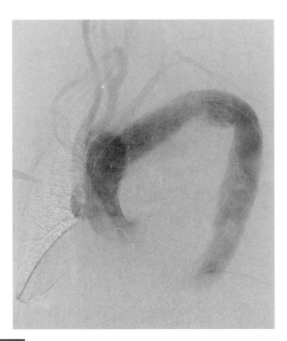

图1-1-3　I 型内漏消失，可见 II 型内漏

7. 左肱动脉入路置换VER导管，以弹簧圈行无名动脉及锁骨下动脉开口处瘤腔栓塞。复造影显示：主动脉支架位置、形态良好，瘤腔隔绝良好，未见明显内漏（图1-1-4）。

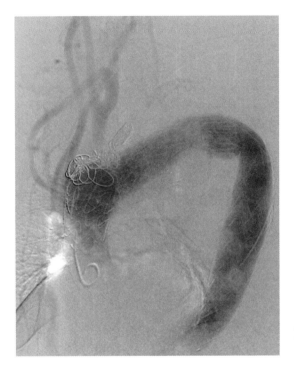

图1-1-4　锁骨下动脉栓塞

8. 冲洗伤口，置心包引流、纵隔引流、双侧颈部伤口引流各1根。清点器械、纱布无误后，钢丝间断缝合胸骨，逐层缝合关闭各切口。撤出左股动脉输送导管，收紧预埋缝线，局部加压包扎。撤出左肱动脉导管及导管鞘，穿刺点压迫止血，局部加压包扎。

9. 术毕，手术难度大，但术中顺利，术中心率、血压平稳，出血约1000ml，自体血回输约450ml、红细胞2U、血浆800ml。因手术时间长，且应用人工移植物，予应用抗生素。术后患者返ICU继续观察治疗。

10. 人工血管充盈可，管腔通畅，主动脉及双侧颈总动脉吻合口未见明显狭窄，远端血管充盈良好（图1-1-5）。

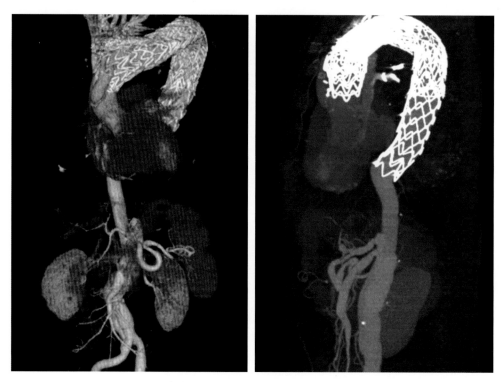

图1-1-5　升主动脉－双侧颈总动脉人工血管转流术后造影

Chapter 2

第 2 章
主动脉弓及降主动脉

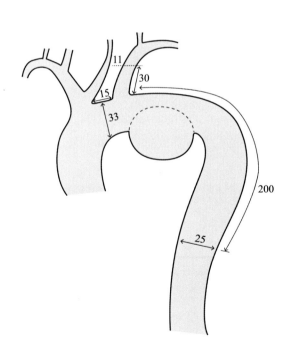

病例1
累及左锁骨下动脉的胸主动脉夹层治疗

体外"开窗"术

● **主　诉**

因胸背部疼痛5小时入院。

● **现病史**

患者，男，38岁，5小时前饮2瓶啤酒后出现前胸骨后及后背部疼痛，为持续性剧痛，无恶心、呕吐、头痛、腹痛、腹泻等症状，急诊就诊于我院，查血压185/100mmHg，心率89次/分。行腹部计算机体层血管成像（computed tomography angiography，CTA）示：胸主动脉夹层（图2-1-1）。予以降压、减慢心率等治疗后，血压维持在120/80mmHg左右。

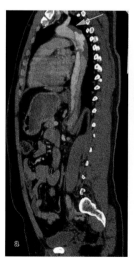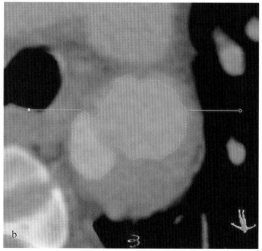

图2-1-1　Stanford B型夹层CTA

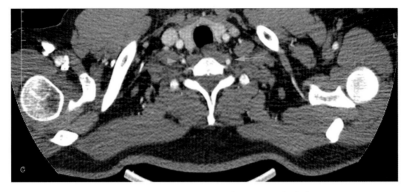

图2-1-1 Stanford B型夹层CTA（续）

注：a.左锁骨下动脉开口以远存在主动脉壁血肿（箭头）；b.近端破口，位于降主动脉起始部近小弯侧；c.左侧椎动脉（箭头）较右侧椎动脉（短箭头）直径更粗，左侧椎动脉为相对优势侧。

● 诊疗策略

该患者胸主动脉B型夹层（Stanford B）诊断明确，具有TEVAR手术指征，术前应用药物控制患者血压及心率。根据CTA结果，近端破口位于降主动脉起始部近小弯侧，破口与左锁骨下动脉开口之间距离约20mm，降主动脉起始部直径约38mm，左锁骨下动脉开口以远可见主动脉壁血肿，因此该患者的近端锚定区并不理想，为了降低内漏及逆撕的风险需要覆盖左锁骨下动脉开口。该患者的左侧椎动脉相对优势，因此决定采用胸主动脉腔内修复术（thoracicendovascular aortic repair，TEVAR）结合体外"开窗"技术，保护左锁骨下动脉血流。此外该患者降主动脉远段的真腔直径较小，与降主动脉起始部直径相比相差较大，因此降主动脉远段应用限制性支架。根据CTA所做的手绘测量设计如图2-1-2。

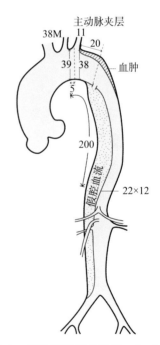

图2-1-2 根据CTA所做的Stanford B型夹层手绘测量设计

注：图中单位为mm。

● 诊疗过程

1. 全麻后消毒铺巾，平卧位，穿刺左侧肱动脉并植入6F血管鞘，送入一根猪尾导管至升主动脉。于左侧腹股沟做纵切口，暴露左侧股总动脉，直视下穿刺左侧股总动脉，植入8F

血管鞘，送入黄金标记造影导管至升主动脉。送导管过程中需多次造影明确导管位于真腔内。然后连接高压注射器造影（图2-1-3）。

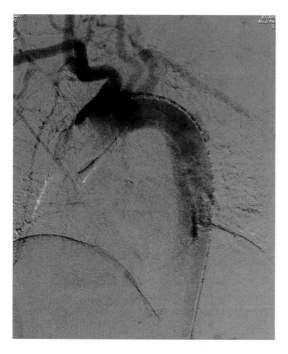

图2-1-3　术中胸主动脉造影
注：图中可见破口位于小弯侧。

2. 选择胸主动脉覆膜支架（40mm-40mm-200mm，美敦力），体外释放两节支架覆膜部分，根据测量结果，于支架覆膜段后0.5cm处应用尖刀开窗，大小约1cm-1cm，然后再将释放的部分覆膜支架回收入外鞘（图2-1-4）。

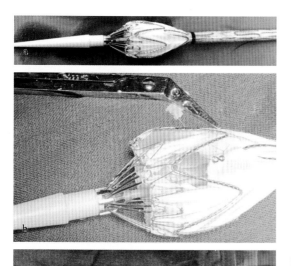

图2-1-4　胸主动脉覆膜支架体外开窗
注：a.在体外释放两节支架覆膜部分；b.应用手术刀和剪刀在设计部位（支架覆膜段后0.5cm处）剪开覆膜，大小约1 cm-1cm；c.将开窗后的覆膜支架再回收入外鞘。

3. 根据测量结果，于左锁骨下动脉开口以远约18cm处植入一枚主动脉覆膜支架（28mm-28mm-80mm，美敦力）作为限制性支架（图2-1-5）。

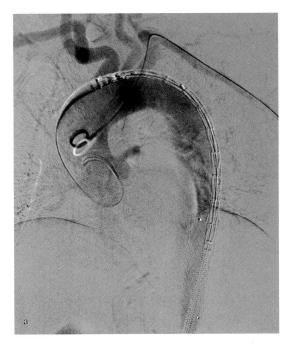

图2-1-5　胸主动脉覆膜支架释放经过
注：在胸主动脉远段植入一枚限制性支架后，将重新组装完成的主动脉覆膜支架送入主动脉弓处，经肱动脉处的猪尾导管造影明确左颈总动脉及左锁骨下动脉开口位置，以此调节支架位置。

4. 经股动脉送入重新组装完成的胸主动脉覆膜支架，至主动脉弓处，造影定位左锁骨下动脉开口位置，调整支架位置后半释放支架，再次造影并调节支架位置，使开窗部位与左锁骨下动脉开口对位良好（图2-1-6）。

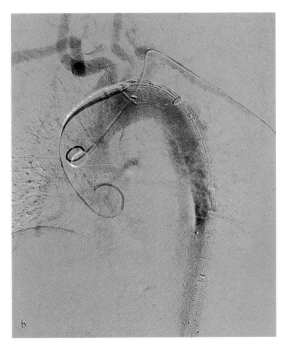

图2-1-6　造影定位左锁骨下动脉开口位置
注：半释放胸主动脉支架，再次应用猪尾导管造影，根据左锁骨下动脉开口与开窗部位的相对位置调整支架，确保开窗部位与左锁骨下动脉开口对位良好。

5．完全释放胸主动脉支架，应用造影及猪尾导管在胸主动脉支架内转动的方法明确开窗位置与左锁骨下动脉开口对位良好（图2-1-7、图2-1-8）。

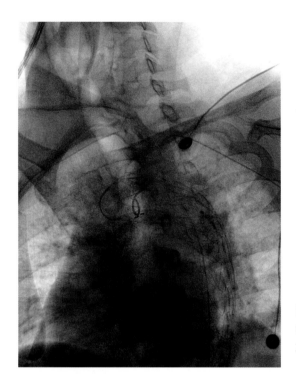

图2-1-7　胸主动脉支架释放后造影（一）
注：造影明确开窗位置与左侧锁骨下动脉开口对位良好，左侧锁骨下动脉通畅。

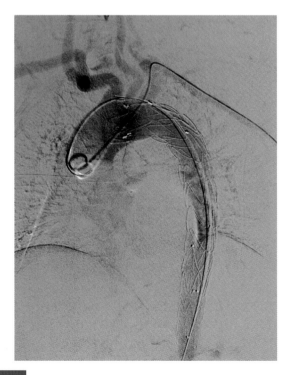

图2-1-8　胸主动脉支架释放后造影（二）
注：可见猪尾造影导管能在胸主动脉支架内自由转动，说明左锁骨下动脉开口与开窗位置对位良好。

6. 应用猪尾导管行胸主动脉造影，见腹腔干、肠系膜上下动脉、双肾动脉显影良好（图2-1-9）。拔出支架输送器后，应用缝线（7-0 Prolene）缝合股动脉穿刺点，逐层缝合腹股沟切口。拔除肱动脉穿刺处血管鞘，敷料加压固定。

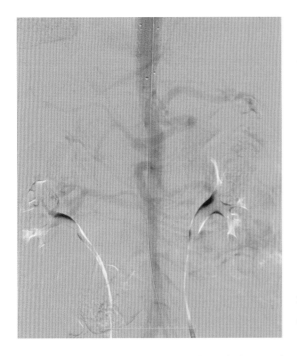

图 2-1-9 应用猪尾导管行腹主动脉造影
注：腹主动脉造影，可见腹主动脉真腔通畅，腹腔干、肠系膜上下动脉、双肾动脉显影良好。

7. 出院前（术后10天）复查胸主动脉CTA如图2-1-10。

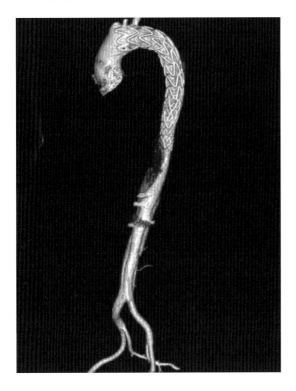

图 2-1-10 出院前复查胸主动脉CTA
注：可见支架形态良好，左锁骨下动脉通畅，支架近端未见明显内漏。

病例2
累及左锁骨下动脉的胸主动脉夹层治疗

分支支架植入术

● **主　诉**

因体检发现主动脉夹层2年入院。

● **现病史**

患者，男，82岁，2年前查体，完善胸部CT检查，发现主动脉夹层，就诊于我院门诊，建议观察、随诊、控制血压。2019年4月17日行主动脉CTA（与2018年4月13日老片对比）：主动脉弓局限性夹层形成（Stanford B型），右侧髂总动脉局部夹层，为进一步治疗收入院，查血压160/59mmHg，心率61次/分。予以降压、减慢心率等治疗后，血压可维持在120/80mmHg左右。

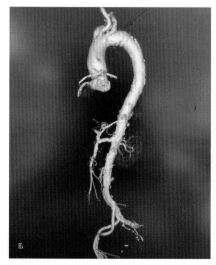 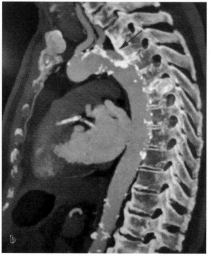

图2-2-1　胸主动脉CTA及三维重建

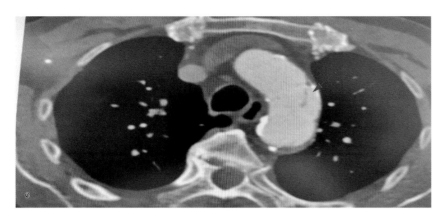

图 2-2-1　胸主动脉 CTA 及三维重建（续）

注：a.左锁骨下动脉开口以远局部管腔扩张（箭头）；b.主动脉管壁多发钙化；c.左锁骨下动脉起始处以远局部管腔见内膜片影（箭头）。

● 诊疗策略

该患者胸主动脉 B 型夹层诊断明确，具有 TEVAR 手术指征，术前应用药物控制患者血压及心率。根据 CTA 结果，降主动脉夹层位于左锁骨下动脉远端约 10mm 处，右髂总动脉夹层形成，因此该患者的近端锚定区并不理想，为了降低内漏及逆撕的风险需要覆盖左锁骨下动脉开口。该患者的左侧椎动脉相对优势，因此决定采用分支支架（Castor），将支架近端锚定在左总颈动脉（left common carotid artery，LCCA）根部，保护左锁骨下动脉血流。此外该患者存在右髂总动脉夹层，需应用 VIABAHN（8mm-50mm）支架行隔绝术，同时治疗髂总动脉夹层。根据 CTA 所做的手绘测量设计如图 2-2-2。

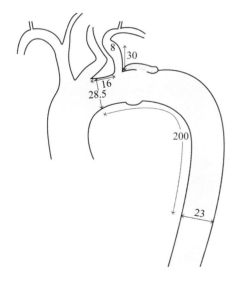

图 2-2-2　根据 CTA 所做的胸主动脉局限性夹层手绘测量设计

注：图中单位为 mm。

● 诊疗过程

1. 全麻，平仰卧位，常规消毒、铺单，穿刺双侧股动脉及左侧肱动脉，右股动脉预留 2 把缝合器，造影证实双侧股动脉穿刺点位于股总动脉，静脉肝素化。送导管过程中需多次造影明确导管位于真腔内。然后连接高压注射器造影，猪尾导管经左股动脉鞘至升主动脉造影（图2-2-3）。

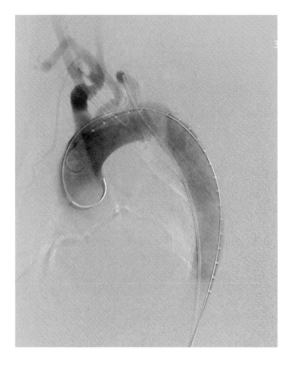

图2-2-3 经猪尾导管胸主动脉造影
注：降主动脉夹层位于左锁骨下动脉远端约10mm处。

2. 根据术前CTA及术中造影结果决定使用覆膜支架（Castor，C322608-2003015）经右股动脉完成腔内修复术，经左肱动脉导丝导管配合超选入右股动脉短鞘，建立工作通路（图2-2-4）。

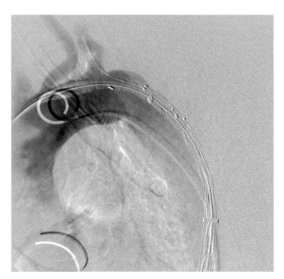

图2-2-4 输送系统到达预定位置
注：经右股动脉送入主动脉覆膜支架，将输送系统上推至主动脉弓部，助手配合牵拉分支导丝，使分支支架进入左锁骨下动脉（left subclavian artery，LSA）。

3. 将分支支架（Castor）分支导丝引入该工作通路，再经右股动脉导入支架主体，造影确定位置后释放主体，再通过拉动分支导丝将锁骨下分支导入左锁骨下动脉后释放（图 2-2-5～图 2-2-7 ）。

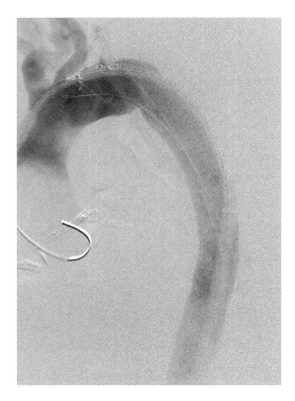

图 2-2-5 确认支架位置按标准操作流程分别释放主体与分支支架（一）

注：注意明确 LSA 开口及分支支架定位，即分支支架定位环前缘的金属标记 "o" 显影点紧贴 LSA 开口近端，前后 2 个 "o" 显影点能够重合或接近。

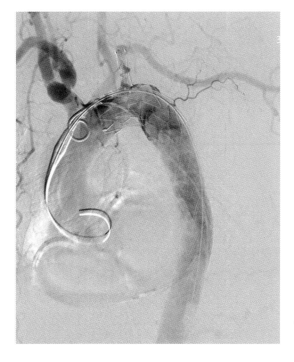

图 2-2-6 确认支架位置按标准操作流程分别释放主体与分支支架（二）

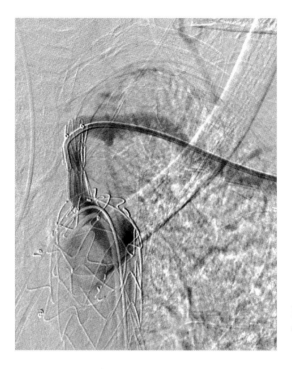

图2-2-7 确认支架位置按标准操作流程分别释放主体与分支支架（三）

4. 造影示主动脉夹层完全被隔绝，无明显内漏，支架主体近端位于左颈总动脉开口远心端边缘，锁骨下动脉通畅（图2-2-8）。

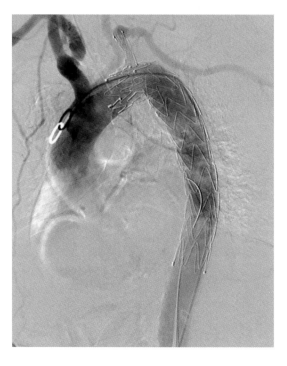

图2-2-8 主动脉夹层完全被隔绝

5. 出院前复查CTA示支架形态良好，左锁骨下动脉通畅，未见明显内漏（图2-2-9）。

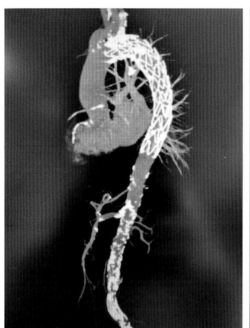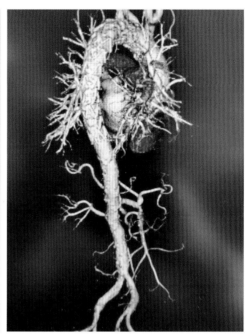

图2-2-9　患者出院前复查胸主动脉CTA

病例3
累及左锁骨下动脉的胸主动脉夹层治疗

覆盖左锁骨下动脉开口胸主动脉覆膜支架植入术

● 主　诉

因突发胸背疼痛4小时入院。

● 现病史

患者，男，41岁，4小时前无明显诱因突发胸背部疼痛，为持续性撕裂样疼痛，无胸闷、憋气、恶心、呕吐等症状，持续不缓解。查血压180/100mmHg。行腹部CTA示：胸主动脉夹层（图2-3-1）。予以降压、控制心率等治疗后，血压维持在120/80mmHg左右。

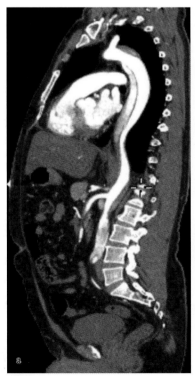
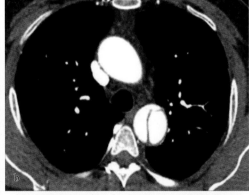
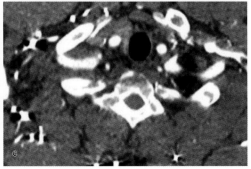

图2-3-1　胸腹主动脉CTA

注：a.可见左锁骨下动脉开口以远存在主动脉壁血肿（箭头）；b.可见近端破口，位于降主动脉起始部近小弯侧；c.可见两侧椎动脉直径相近，无明显优势侧。

● 诊疗策略

该患者胸主动脉B型夹层诊断明确，具有TEVAR手术指征，术前控制血压及心率。根据腹部CTA结果，近端破口位于降主动脉起始部近小弯侧，破口与左锁骨下动脉开口之间距离约10mm，降主动脉起始部直径约28mm，左锁骨下动脉开口以远可见主动脉壁血肿，近端锚定区不理想。患者的左侧椎动脉非优势，因此采用覆盖左锁骨下动脉，保证锚定区，术后如出现窃血症状二期行左锁骨下动脉重建。根据CTA所做的手绘测量设计如图2-3-2。

● 诊疗过程

1. 全麻，仰卧位。穿刺左侧肱动脉并植入6F血管鞘，送入一根猪尾导管至升主动脉。

于左侧腹股沟做纵切口，暴露左侧股总动脉，直视下穿刺左侧股总动脉，植入8F血管鞘，送入黄金标记造影导管至升主动脉。送导管过程中需多次造影明确导管位于真腔内。然后连接高压注射器造影（图2-3-3）。

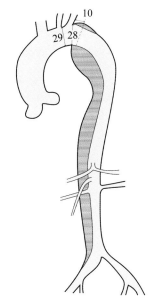

图2-3-2　根据CTA所做的B型夹层动脉瘤手绘测量设计

注：图中单位为mm。

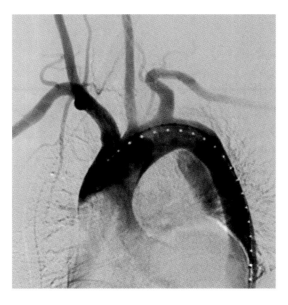

图2-3-3　胸主动脉造影定位破口位置

注：可见破口位于小弯侧。

2. 选择胸主动脉覆膜支架（32mm-32mm-200mm，Cook），于左颈总动脉开口后方释放支架，释放支架主体前再次造影定位（图2-3-4）。

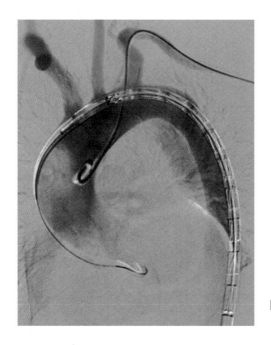

图2-3-4　释放支架主体前再次造影定位

3. 释放后应用猪尾导管行胸主动脉造影，见夹层近段破口封闭，假腔消失，左锁骨下动脉出现窃血表现（图2-3-5）。

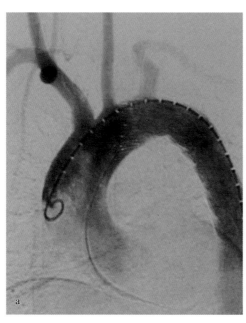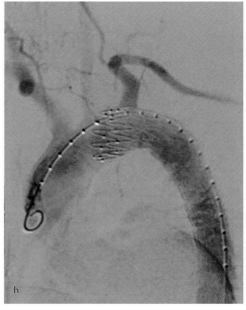

图2-3-5　TEVAR术后左锁骨下动脉出现窃血表现

注：a.造影早期见覆膜支架完全覆盖左锁骨下动脉，左锁骨下动脉显影淡；b.造影后期可见左椎动脉延迟显影。

4. 应用猪尾导管行腹主动脉造影，见腹腔干、肠系膜上下动脉、双侧肾动脉显影良好（图 2-3-6）。拔出支架输送器后，应用 7-0 Prolene 缝线缝合股动脉穿刺点，逐层缝合腹股沟切口。拔除肱动脉穿刺处血管鞘，敷料加压固定。

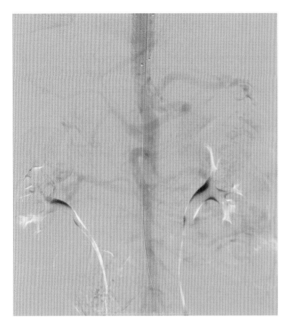

图 2-3-6　应用猪尾导管行腹主动脉造影
注：腹主动脉造影，可见腹主动脉真腔通畅，腹腔干、肠系膜上下动脉、双肾动脉显影良好。

5. 术后复查 CTA 如图 2-3-7。

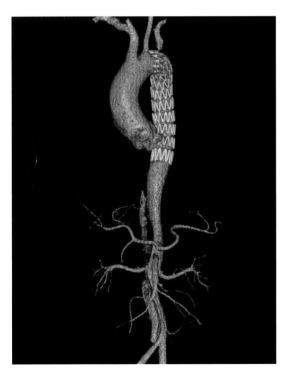

图 2-3-7　复查胸腹主动脉 CTA
注：可见支架形态良好，支架近端未见明显内漏，左锁骨下动脉通畅。

6. 术后一年、两年复查胸主动脉 CTA 可见腹主动脉远端夹层逐渐吸收。

病例4
累及左锁骨下动脉的胸主动脉瘤治疗

分支支架术

● **主　诉**

因直肠癌复查胸腹增强CT发现主动脉扩张2年入院。

● **现病史**

患者，男，69岁，2017年7月因直肠癌复查胸腹增强CT：主动脉弓局部增宽，瘤样扩张，管壁多发钙化灶，增强可见造影剂充盈，最大径约4.8cm。患者未在意，未进一步治疗。患者于2018年1月7日、2018年8月24日规律复查胸腹增强CT，主动脉瘤大致同前，无明显异常。2019年6月患者就诊于血管外科，胸主动脉CTA示：升主动脉显影可，主动脉弓内侧缘局部管腔瘤样扩张、凸起，长径约45mm，管壁多发钙化斑块，头臂干、左颈总动脉、左锁骨下动脉显影可。为进一步治疗收入院。查血压132/60mmHg，心率70次/分。

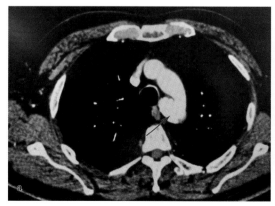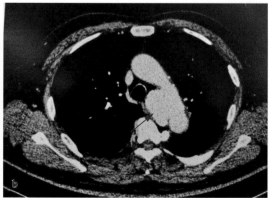

图2-4-1　胸主动脉CTA显示胸主动脉瘤

注：可见主动脉弓内侧缘局部管腔瘤样扩张（箭头）。

● 诊疗策略

该患者胸主动脉瘤诊断明确，具有 TEVAR 手术指征，术前应用药物控制患者血压及心率。根据CTA结果，主动脉弓小弯侧动脉瘤，其近端贴近左锁骨下动脉开口，左颈总动脉与头臂干共同开口于主动脉弓。小弯侧动脉瘤直径最大处约48mm，因此该患者的近端锚定区并不理想，为了降低内漏及逆撕的风险需要覆盖左锁骨下动脉开口。该患者的左侧椎动脉相对优势，因此决定采用分支支架（Castor），将支架近端锚定在LCCA根部，保护左锁骨下动脉血流。根据CTA所做的手绘测量设计（图2-4-2）。

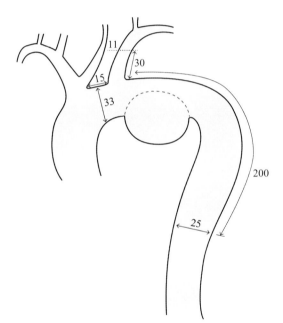

图2-4-2　根据CTA所做的小弯侧胸主动脉瘤手绘测量设计

注：图中单位为mm。

● 诊疗过程

1. 全麻，平卧位。常规消毒铺巾。逆行穿刺双侧股总动脉，确认双侧穿刺点位于股总动脉后，右侧股总动脉预埋两把缝合器，植入 10F 导管鞘，左侧股总动脉植入 6F 导管鞘。同时逆行穿刺左侧肱动脉，植入 6F 导管鞘，静脉肝素化。经左肱动脉引入导丝、导管，选入右股动脉导管鞘，建立右股动脉至左肱动脉通路。经右股动脉引入造影导管至升主动脉造影显示：主动脉弓小弯侧动脉瘤，其近端贴近左锁骨下动脉开口，左颈总动脉与头臂干动脉共同开口于主动脉弓（图2-4-3）。

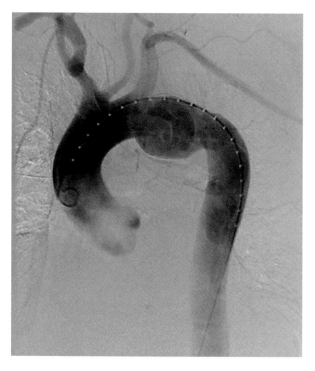

图2-4-3 造影定位胸主动脉瘤位置
注：头臂干与左颈总动脉共干，胸主动脉瘤位于
左锁骨下动脉远端约10mm处。

2. 根据术前CTA及术中造影结果决定使用胸主动脉分支覆膜支架（Castor），右股动脉置换超硬导丝（Lunderquist），将胸主动脉分支覆膜支架分支导丝沿右股动脉－左肱动脉通路从左肱动脉引出，并将左肱动脉置换为长鞘（图2-4-4）。

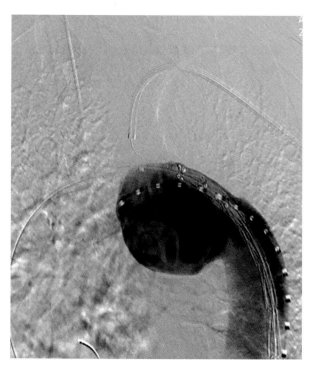

图2-4-4 输送系统到达预定位置
注：经右股动脉送入主动脉覆膜支架，将输送系统上推至主动脉弓部，助手配合牵拉分支导丝，使分支支架进入LSA。

3. 导管保护分支导丝，沿右股动脉超硬导丝，引入胸主动脉分支覆膜支架（363012-2003015 Castor）至降主动脉，引入过程中逐渐撤回分支导丝及保护导管，以保证分支导丝与腹膜支架之间处于拉直状态。撤除支架外鞘，确定分支导丝与超硬导丝之间缠绕关系，旋转覆膜支架解除缠绕后，将腹膜支架引入至主动脉弓。腹膜支架主体近端定位于左颈总动脉与头臂干动脉共同开口远端释放支架。主体释放完毕后，在长鞘及导管的保护下牵拉分支导丝释放覆膜支架分支。撤出支架输送装置（图 2-4-5 ～图 2-4-7）。

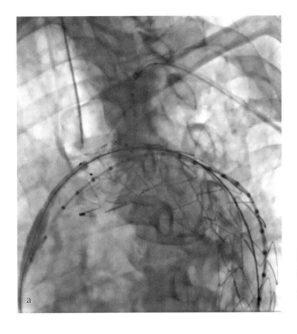

图 2-4-5 按标准流程分别释放主体与分支支架（一）
注：撤除软鞘，在导管保护下牵拉分支导丝至覆膜支架分支展开并进入左锁骨下动脉。

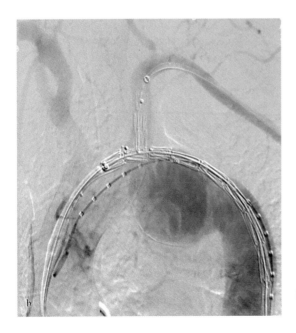

图 2-4-6 按标准流程分别释放主体与分支支架（二）

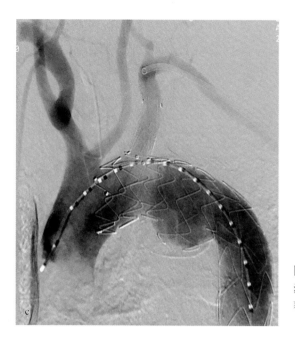

图2-4-7 按标准流程分别释放主体与分支支架（三）
注：主体支架，分支支架完全释放后造影显示瘤体完全覆盖，分支支架展开良好。

4. 释放完毕后复查造影示：胸主动脉瘤被彻底隔绝，未见内漏，胸主动脉支架形态、位置良好，支架内血流通畅，左锁骨下动脉血流通畅。撤除导管、导丝及管鞘，收紧右股动脉穿刺口预埋缝线，闭合器闭合左股动脉穿刺点。左肱动脉穿刺点压迫止血，外敷料加压包扎。查体双足背动脉搏动好（图2-4-8）。

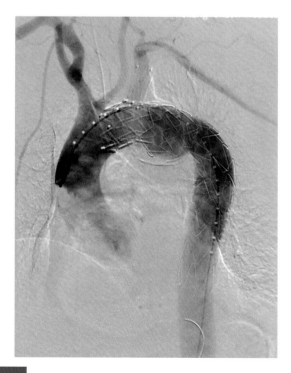

图2-4-8 覆膜支架完全释放后造影
注：无明显内漏，支架主体近端位于左颈总动脉开口远心端边缘，锁骨下动脉通畅。

5. 术后6个月复查CTA（图2-4-9）。

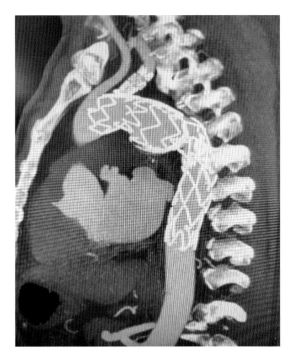

图2-4-9 术后6个月复查胸主动脉CTA
注：可见支架形态良好，左锁骨下动脉通畅，支架近端未见明显内漏。

病例5
累及左锁骨下动脉的胸主动脉瘤治疗

"烟囱"技术

● 主 诉

体检发现主动脉弓降部动脉瘤10天。

● 现病史

患者，男，46岁，10天前当地医院体检，查胸部CT示胸降主动脉起始部局限性扩张，直径约4.1cm，考虑主动脉瘤形成。为求进一步诊治，2天前到我院就诊，查全主动脉CTA示：升主动脉管壁不厚，未见钙化，管腔轻度扩张，横径38mm，主动脉弓降部可见囊袋样凸起，与主动脉管腔相通，最大截面约46mm-43mm，囊壁见点状钙化。提示：升主动脉轻度扩张，主动脉弓降部动脉瘤。为行手术治疗收入院。

● 诊疗策略

尽量选择适合患者的手术策略，最大限度地规避内漏。术前主要分析破口和动脉瘤位置，如果破口位于后壁，可以选择把"烟囱"放在前壁；如果是前壁动脉瘤，可以选择把"烟囱"放在后壁；如果破口紧贴左锁骨下动脉，"烟囱"手术出现gutter内漏的风险极大。根据CTA所做的手绘测量设计见图2-5-1。

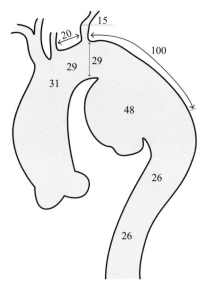

图2-5-1 根据CTA所做的主动脉弓降部动脉瘤手绘测量设计

注：图中单位为mm。

● 诊疗过程

1. 全麻，平卧位。逆行穿刺右侧股总动脉、预置两把缝合器，重新植入10F导管鞘。逆行穿刺右侧肱动脉，植入导管鞘，静脉肝素化。导丝配合造影导管经左肱动脉鞘进入升主动脉，以备术中造影及定位。导丝配合造影导管经右股动脉鞘进入腹主动脉，造影导管向上进至主动脉弓，造影显示：降主动脉起始端小弯侧动脉瘤，直径约3.5cm，距离左锁骨下动脉开口约1cm（图2-5-2）。测量数据备用。

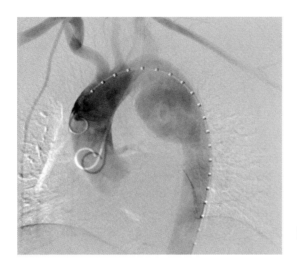

图2-5-2 术前评估胸主动脉造影

2. 经右股动脉造影导管交换超硬导丝（Lunderquist），取胸主动脉覆膜支架（Valiant 3434-150，Medtronic），精确定位左颈总动脉开口；经左肱动脉鞘导丝引入自膨支架（12mm-60mm Protégé）经左锁骨下动脉进入主动脉弓，支架近端位于胸主动脉支架前方1cm，顺序释放支架（图2-5-3）。

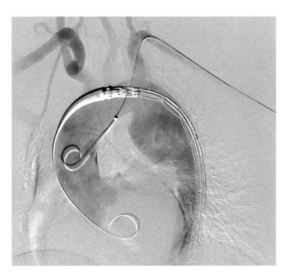

图2-5-3 输送系统到达预定位置

3．经左肱动脉鞘导丝引入球囊（12mm-40mm Armada），经右股动脉鞘导丝引入顺应性球囊（CODA），同时后扩张胸主动脉及左锁骨下动脉支架。

4．术前降主动脉支架内血流通畅，左锁骨下动脉、颈动脉、椎动脉血流通畅，未见明显内漏（图2-5-4）。撤出输送导管，收紧右股动脉预埋缝线，左肱动脉穿刺口压迫止血，局部加压包扎。术中患者生命体征平稳，出血约50ml，未输血，过程顺利。术后安返ICU病房。

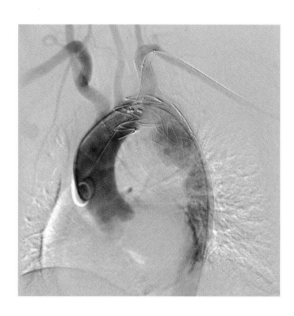

图2-5-4　释放后经猪尾导管胸主动脉造影

病例6
累及左锁骨下动脉的胸主动脉瘤治疗

体外"开窗"技术

● **主　诉**

因体检发现主动脉弓动脉瘤8天入院。

● **现病史**

患者，男，81岁，于2018年8月31日体检时，胸部CT平扫提示主动脉弓外侧壁局部瘤样突起，直径约3.6cm，边缘可见钙化灶。考虑动脉瘤形成可能。患者无腹痛腹胀、胸痛胸闷、心悸、头晕头痛等症状，未予特殊处理。现为行进一步治疗收入院，查血压160/59mmHg，心率61次/分。予以降压、控制心率等治疗后，血压可维持在120/80mmHg左右。

● **诊疗策略**

该患者胸主动脉瘤诊断明确，具有TEVAR手术指征，术前控制血压及心率。根据CTA结果（图2-6-1），瘤体位于左锁骨下动脉远端约10mm处，因此该患者的近端锚定区并不理

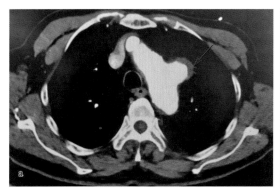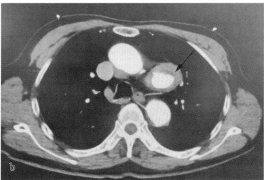

图2-6-1　入院后查胸主动脉CTA

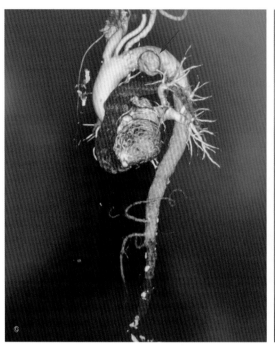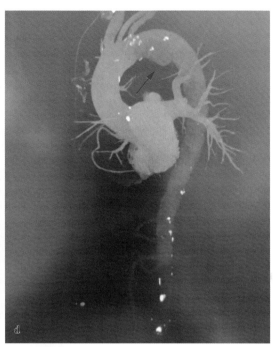

图2-6-1 入院后查胸主动脉CTA（续）

注：a.可见主动脉弓局部瘤样凸起，瘤颈约25mm，瘤高约28mm；b.瘤壁边缘见多发非钙化斑块及钙化灶，管腔多发不规则轻度狭窄；c、d.三维重建示胸主动起始部动脉瘤。

想，为了降低内漏及逆撕的风险需要覆盖左锁骨下动脉开口。该患者的左侧椎动脉相对优势，因此决定采用体外开窗技术，将支架近端锚定在LCCA根部，保护左锁骨下动脉血流。术前测量应该根据小于1mm层厚的CTA图像，在影像工作站上用专用软件测量。目前常用的软件包括Teracond、Endosize等。测量包括主动脉各段直径、主动脉弓的角度、主动脉弓的大弯侧长度及小弯侧长度、分支动脉直径、分支动脉开口直径及开口间的距离、分支动脉开口位置及角度，无论是主动脉还是分支动脉的直径，其准确测量方法应为沿动脉的中心线的垂直切面上的圆的直径或椭圆的平均直径。主动脉弓的角度为患者平卧位时，主动脉弓的近远端连线与水平面的夹角，这决定了将主动脉弓展开时的球管投射角，通常为左前斜30°～60°，平均45°，精准测量是精准开窗的基础。根据CTA所做的手绘测量设计（图2-6-2）。

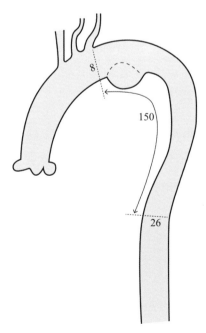

图2-6-2 根据CTA所做的胸主起始部动脉瘤手绘测量设计

注：图中单位为mm。

● 诊疗过程

1. 局麻，仰卧位。逆行穿刺右侧股总动脉，预置两把缝合器（Abbott）后，重新植入10F导管鞘。穿刺双侧肱动脉，逆行植入导管鞘。静脉肝素化。经右侧股总动脉导管鞘进入猪尾导管，至升主动脉造影，见主动脉弓部瘤样突起，直径约3.5cm（图2-6-3）。

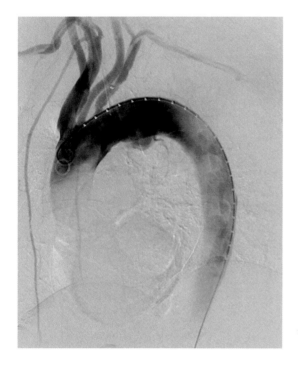

图2-6-3 经股动脉行胸主动脉造影
注：降主动脉夹层位于左锁骨下动脉远端约10mm处。

2. 体外半释放主动脉支架（ZTEG-2PT-36-157，COOK），根据左锁骨下动脉及主动脉弓瘤体三维定位关系，在支架上开槽并缝制金属标记线（圈套器套圈），再将支架收回输送鞘中。

3. 经右股动脉猪尾导管送入超硬导丝，沿该导丝送入主动脉支架。将猪尾导管经右肱动脉导管鞘送入升主动脉，造影再次确认动脉瘤及左锁骨下动脉、左颈总动脉及头臂干位置。释放主动脉支架前两节，透视下确认支架开槽对准左锁骨下动脉。再从左锁骨下动脉鞘引入导丝导管并选入主动脉支架开槽区内（图2-6-4）。

4. 完整释放主动脉支架，退出左锁骨下动脉内导管及导丝，造影显示支架位置形态满意，左锁骨下动脉通畅，主动脉弓动脉瘤可见少许Ⅱ型内漏（图2-6-5）。

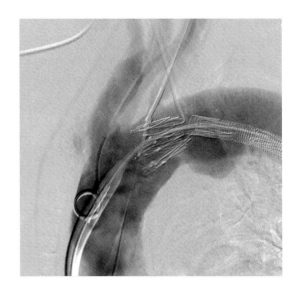

图2-6-4　输送系统到达预定位置

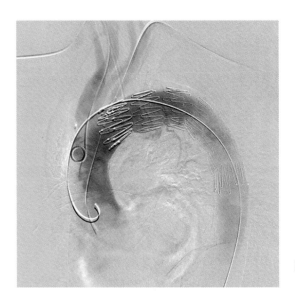

图2-6-5　按标准操作流程释放覆膜支架

5. 撤出导丝导管鞘，收紧右股动脉预置缝合线并加压包扎，双侧肱动脉穿刺点压迫15分钟后加压包扎。手术顺利，术中出血不多，术后安返病房。

病例 7
累及左颈总动脉和左锁骨下动脉的主动脉穿透性溃疡

"烟囱" 技术

● **主　诉**

因胸背部疼痛不适 5 小时入院。

● **现病史**

患者，男，40 岁，患者于 1 个月前无明确诱因出现胸背部疼痛不适，疼痛呈酸胀不适，持续发作，于当地医院行胸片检查未能确诊。后患者就诊我院行主动脉 CTA 检查示：①主动脉根部穿透性溃疡，继发主动脉壁间弥漫血肿，累及主动脉根部。②主动脉及其分支动脉粥样硬化，腹主动脉肾下段多发溃疡。③冠状动脉钙化。④右肺尖陈旧性病变、肺大疱。⑤左侧胸腔少量积液。⑥前列腺肥大。确诊为主动脉穿透性溃疡，住院进一步治疗。

● **诊疗策略**

该患者诊断明确，具有手术指征，但溃疡处距离左锁骨下动脉及左颈总动脉较近，锚定区较短，可能会产生 I 型内漏，故可能覆盖左颈总动脉及锁骨下动脉，则需行双颈总动脉人工血管转流或左颈总动脉－锁骨下动脉转流术。拟行胸主动脉腔内修复、左颈总动脉支架植入，主动脉腔内修复，备用方案：双侧颈总动脉转流，左颈总－左锁骨下动脉转流术。根据 CTA 所做的手绘测量设计如图 2-7-1。

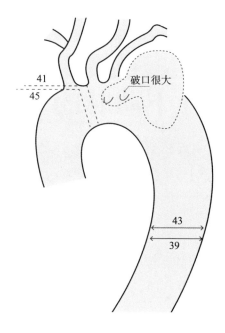

图2-7-1　根据CTA所做的主动脉穿透性溃疡手绘测量设计

● 诊疗过程

1. 全麻，平卧位。行右侧腹股沟斜行切口，解剖右侧股总动脉，预置血管保护带。逆行穿刺股总动脉，植入导管鞘。解剖左侧肱动脉，逆行植入导管鞘，静脉肝素化。

2. 导丝配合造影导管经左肱动脉进入主动脉弓，造影显示左锁骨下动脉以远1cm降主动脉可见直径约4cm溃疡影，主动脉弓迂曲，双侧颈动脉及双侧椎动脉显影佳（图2-7-2）。

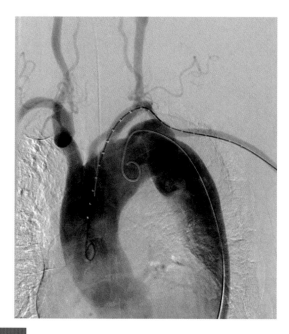

图2-7-2　术前经肱动脉行胸主动脉造影
注：左锁骨下动脉以远1cm降主动脉可见直径约4cm溃疡影，主动脉弓迂曲，双侧颈动脉及双侧椎动脉显影佳。

3. 解剖左颈总动脉，植入 12F 长鞘于升主动脉备用。

4. 经右股动脉交换超硬导丝（Lunderquist），取胸主动脉覆膜支架（45mm-200mm，Gore），横行切开右股动脉前壁，植入支架输送系统，平左颈总动脉开口释放支架，并以大球囊（三叶式球囊，Gore）扩张近端。经左颈动脉长鞘植入支架（10mm-50mm，Viabahn）（图2-7-3）。

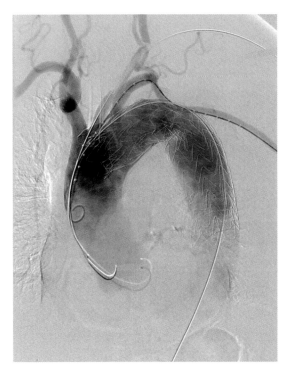

图 2-7-3 烟囱支架释放后造影

注：主动脉支架内血流通畅，未见明显内漏。左颈总动脉支架内血流通畅。

5. 撤出输送导管，以血管线连续缝合各个穿刺口，逐层关闭伤口。手术顺利，术后带气管插管返 ICU 病房。

病例8
累及左锁骨下动脉和左颈总动脉的胸主动脉瘤治疗

原位及体外"开窗"术

● **主　诉**

因发现胸主动脉瘤4年余入院。

● **病　史**

患者，男，76岁，于4年前行胸部CT提示：主动脉弓局部向左突起，不除外主动脉夹层或动脉瘤。当时未予重视，未治疗。3年前患者自觉声音嘶哑，音调降低，无喉部疼痛，或明显憋气症状，未予重视。3月前症状加重，就诊于耳鼻喉科明确存在喉癌，行胸部CT提示：主动脉弓局部向左突起，高度怀疑主动脉夹层或动脉瘤；主动脉管壁多发钙化斑块。遂就诊于血管外科门诊，行主动脉CTA检查，如图2-8-1。

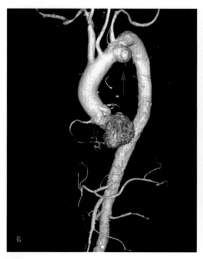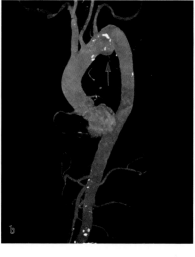

图2-8-1　主动脉CTA三维重建
注：可见主动脉弓局部向左侧可见瘤样突出（箭头），瘤颈宽2.9cm，高度约2.6cm。

● 诊疗策略

该患者CTA结果示瘤颈宽度2.9cm，高度2.6cm，胸主动脉瘤诊断明确，具有TEVAR手术指征。术前考虑患者喉癌病史，呼吸较困难，手术风险较大，术前联系耳鼻喉科、放疗科、麻醉科等行多科会诊，拟于气管切开术后，全麻下行TEVAR。CTA提示主动脉瘤累及左锁骨下动脉和左颈动脉两个胸主动脉分支，术中应尽量保护分支动脉血流。根据CTA所做的手绘测量设计（图2-8-2）。

● 诊疗过程

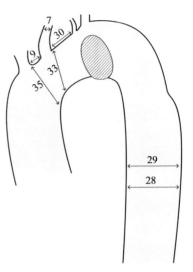

图2-8-2　根据CTA所做的主动脉弓部动脉瘤手绘测量设计
注：图中单位为mm。

1. 全麻，仰卧位。由耳鼻喉科先行气管切开并插管。穿刺双股动脉、双桡动脉，分别植入血管鞘，双股动脉预置缝合器。静脉肝素化后，造影如图2-8-3所示，右桡动脉导入导丝及猪尾导管。

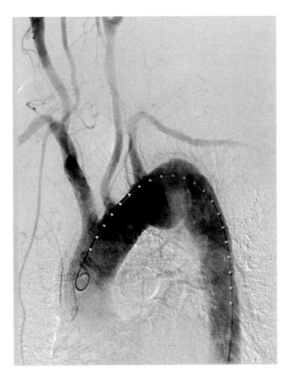

图2-8-3　主动脉弓部动脉瘤造影
注：瘤体距离左颈总动脉约8mm，左椎动脉直接起自主动脉弓，位于左锁骨下动脉近心端，右椎动脉优势。

2. 根据测量结果，体外开左颈总动脉槽孔：于体外释放胸主动脉覆膜支架（38mm-34mm-160mm，先健），开"V"形槽，槽孔位于支架23点钟位置，槽顶点距离支架近端1.6cm，并缝合抓捕器导丝作为标记。将支架回收至原输送系统内（图2-8-4、图2-8-5）。

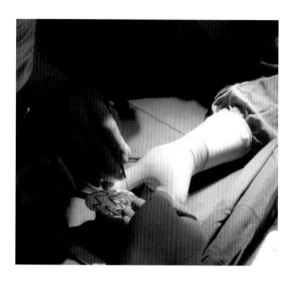

图 2-8-4　体外开左颈总动脉槽孔

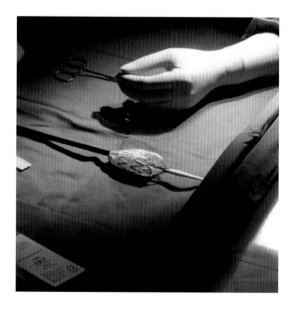

图 2-8-5　将支架回收至原输送系统内

3. 通过左股总动脉将支架导入体内，造影确认下调整支架对位，使得槽孔对准左颈总动脉释放；造影提示左颈动脉显影良好（图2-8-6），使用CODA球囊扩张支架近端锚定区。

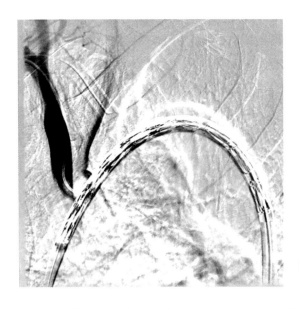

图2-8-6 左颈总动脉造影

4. 于左锁骨下动脉行原位开窗：穿刺左肱动脉，导入导丝及8F Fustar可调弯长鞘，调整长鞘头端使其垂直于胸主动脉支架外壁；通过长鞘导入主动脉覆膜支架破膜套装，跟进穿刺针行支架破膜并导入V-18导丝至升主动脉，如图2-8-7。

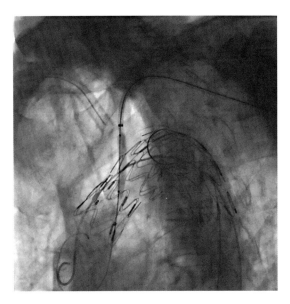

图2-8-7 左锁骨下动脉穿刺植入主动脉覆膜支架

5. 分别使用球囊（4mm-30mm及6mm-40mm）预扩张后，植入自膨式覆膜支架（8mm-50mm，Gore），内衬8mm-37mm球扩支架，支架位于主动脉覆膜支架内2cm。再次造影如图2-8-8所示。

6. 行左肱动脉切开，CV-7缝合穿刺点动脉。收紧双侧股动脉缝线，加压包扎；右肱动脉穿刺点加压包扎，手术顺利，安返ICU病房。

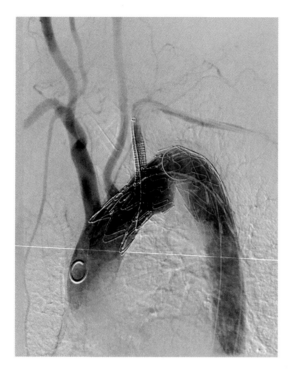

图2-8-8　原位开窗＋覆膜支架植入后造影

注：提示胸主动脉瘤完全隔绝，左锁骨下动脉及左颈总动脉血流通畅。

7. 术后恢复顺利，3日后由ICU病房返回普通病房，再10日后顺利出院，继续处理喉癌问题。术后CTA，如图2-8-9。

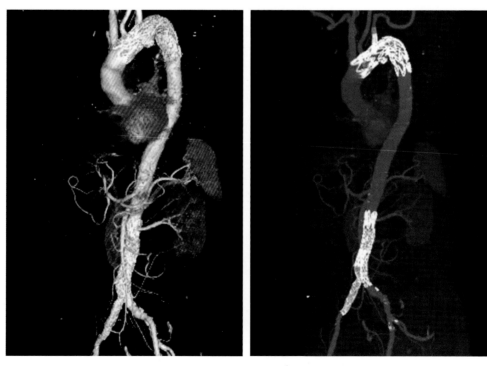

图2-8-9　术后复查主动脉CTA三维重建

注：可见支架形态良好，左锁骨下动脉通畅，支架近端未见明显内漏。

病例9
累及左锁骨下动脉和左颈总动脉的胸主动脉夹层治疗

体外"开窗"术

● **主　诉**

因突发胸痛2周入院。

● **现病史**

患者，男，31岁，于2周前饮酒、熬夜后突发胸痛，VAS 7分，为持续性锐痛，位置位于剑突下正中，范围较局限，不向左上肢、颈部或腹部、双下肢放射；伴有大汗，无心悸、头晕、黑矇等症状，数小时后疼痛缓解。其后5天每天夜间疼痛发作，症状大致同前，每次持续数小时自行缓解。查主动脉CTA示降主动脉夹层动脉瘤，假腔形成，于主动脉弓中部可见内膜破口，病变下端达腹主动脉（约L2椎体水平），腹腔干发自腹主动脉假腔。现为求进一步诊治收入院。既往有高血压，慢性肾衰竭病史。

● **诊疗策略**

该患者胸主动脉B型夹层（Stanford B型）诊断明确，具有TEVAR手术指征，术前应用药物控制患者血压。根据CTA结果，近端破口距左锁骨下动脉约1cm，近端锚定区长度不足，拟行胸主动脉腔内修复术，配合左锁骨下动脉、左颈总动脉开窗支架植入术。根据CTA所做的手绘测量设计（图2-9-1）。

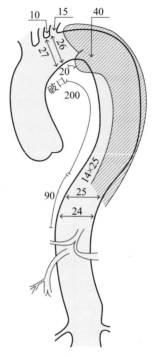

图2-9-1　根据CTA所做的破口位于胸主动脉起始部的Stanford B型夹层手绘测量设计

注：图中单位为mm。

● 诊疗过程

1. 全麻，仰卧位。穿刺右侧股总动脉，逆行穿刺左侧肱动脉、颈动脉。静脉肝素化。导丝配合造影导管经右股动脉鞘进入腹主动脉，造影导管向上进至主动脉弓，沿途间断造影证实位于真腔内。同时分别经左肱动脉、颈动脉引入导丝、导管，置于升主动脉。

2. 行主动脉造影显示：主动脉夹层（Stanford B型），左锁骨下动脉远端1cm可见明显破口，假腔较大，真腔受压明显。内脏动脉区可见远端破口，腹主动脉及双肾动脉未见明显假腔显影（图2-9-2）。测量数据备用。

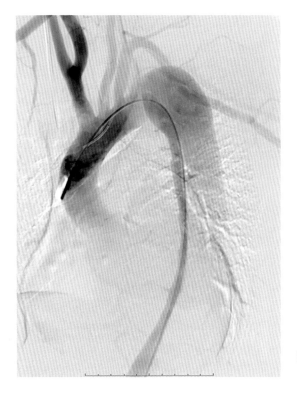

图2-9-2 造影示主动脉夹层（Standford B型）

3. 取胸主动脉覆膜支架（美敦力），体外半释放三节，根据术前术中测量结果预先开窗，并取抓捕器头端导丝缝合标记开窗边缘，后重新回收至支架输送系统内。经右股动脉造影导管交换超硬导丝（Lunderquist），植入支架输送系统，开窗位置精确定位左锁骨下动脉开口后半释放支架，观察见支架形态、位置良好（图2-9-3）。

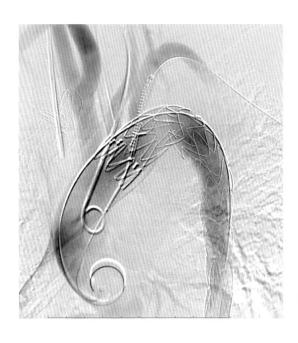

图2-9-3 植入胸主动脉覆膜支架

4. 将左锁骨下动脉预置导管撤回并重新选择经主动脉支架开窗位置进入升主动脉，完全释放主体。经左上肢入路导丝引入球囊（10mm-40mm，Armada）预先扩张开窗部位，再引入覆膜支架（13mm-50mm，Viabahn），定位开窗部位准确释放，近端位于支架主体内2cm，远端位于左椎动脉开口近端，最后以球囊（12mm-40mm，Armada）支架内后扩张（图2-9-4）。

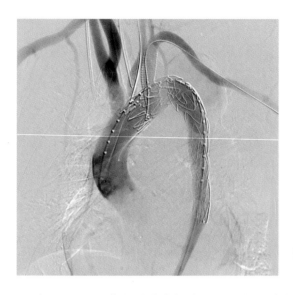

图2-9-4 植入左锁骨下动脉覆膜支架

5. 复查造影，降主动脉支架内血流通畅，支架内真腔复张满意，左锁骨下动脉血流通畅，左侧椎动脉显影正向，左颈动脉开口覆盖约1/3；假腔可见少量膜性渗出；腹腔干下方可见第二破口，假腔显影速度慢（图2-9-5）。

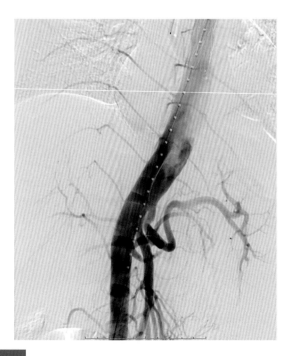

图2-9-5 腹主动脉水平可见假腔

6. 导丝配合导管经左颈动脉鞘进至升主动脉，定位左颈动脉开口部位，重叠植入自膨支架两枚（Complete SE 8mm-40mm，MEDTRONIC；EverFlex 8mm-40mm，ev3）增强径向力。复查造影示左颈动脉支架位置、形态满意，血流速度良好（图2-9-6）。

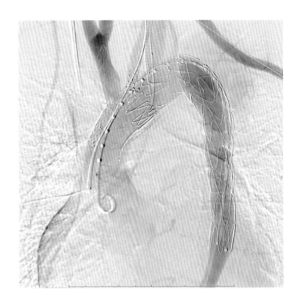

图2-9-6 植入左颈总动脉支架两枚

7. 撤出输送导管，以6-0血管线连续缝合左颈动脉、左肱动脉穿刺口，逐层关闭伤口，局部外敷料包扎；收紧右股动脉预埋缝线。患者术后恢复好，顺利出院。

8. 术后4个月复查主动脉CTA见图2-9-7。

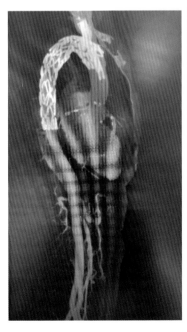
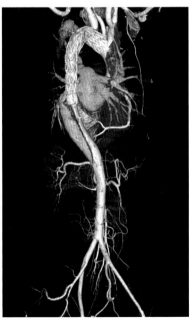

图2-9-7 术后4个月复查主动脉CTA

注：各支架内管腔通畅，主动脉弓-胸主动脉支架外血栓机化，降主动脉夹层形成。

病例10
累及弓上三分支的主动脉夹层治疗

原位"三开窗"术

● 主 诉

因胸背部疼痛12小时入院。

● 病 史

患者，男，53岁，入院前12小时无诱因出现胸背部剧烈疼痛，为持续性撕裂样疼痛，无恶心、呕吐、头痛、腹痛、腹泻等其他症状，症状持续不缓解，于当地医院就诊，胸部CTA（图2-10-1）、示A型壁间血肿（Stanford A）、镇痛药物后症状有所缓解。为进一步诊治收入院。入院后给予降压、控制心率治疗，症状稳定，3周后复查CTA（图2-10-2）

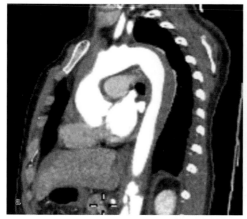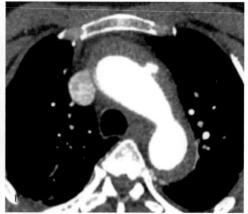

图2-10-1 发病当时胸主动脉CTA

注：a.可见升主动脉、主动脉弓、降主动脉夹层合并壁间血肿；b.可见主动脉弓处为内膜破口。

示主动脉弓处夹层情况较前好转，但升主动脉壁间血肿加重，仍存在明显破口。

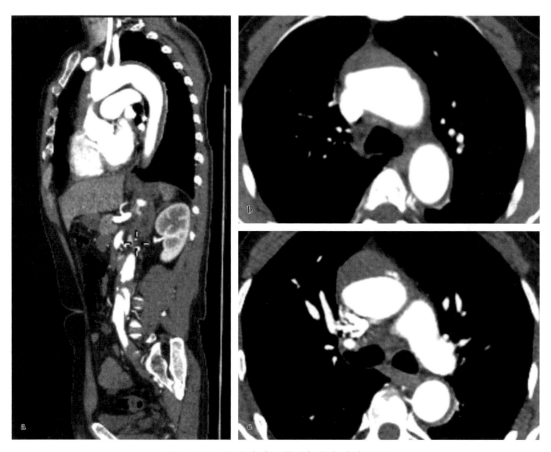

图2-10-2 保守治疗3周后复查主动脉CTA

注：a.可见升主动脉壁间血肿加重，主动脉弓、降主动脉情况好转；b.可见升主动脉壁间血肿；c.可见升主动脉内膜破口。

● 诊疗策略

该患者A型壁间血肿（Stanford A型）诊断明确，经保守治疗3周后部分夹层情况有所缓解，但升主动脉破口仍存在，升主动脉血肿有所加重，该患者有明确手术指征。但是开放手术创伤大、风险较高，而患者升主动脉锚定区足够，可考虑行TEVAR结合原位"三开窗"术治疗。根据CTA所做的手绘测量设计（图2-10-3）。

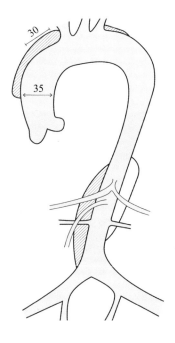

图2-10-3　根据CTA所做的A型壁间血肿手绘测量设计

注：图中单位为mm。

● 诊疗过程

1. 全麻，仰卧位。双侧胸锁乳突肌前缘做纵切口，游离颈总动脉，套血管阻断带控制血流。左侧肘窝横切口，游离肱动脉套阻断带，直视穿刺左侧肱动脉并植入6F血管鞘，送入一根猪尾导管至升主动脉。于右侧腹股沟做纵切口，暴露股总动脉，直视下穿刺股总动脉，植入8F血管鞘，送入黄金标记造影导管至升主动脉。送导管过程中需多次造影明确导管位于真腔内。然后连接高压注射器造影（图2-10-4）。

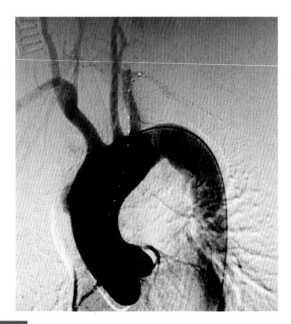

图2-10-4　造影视明显破口

2. 于右侧颈总动脉预置荷包线，向近心端穿刺植入鞘管（6F\8F\12F\16F），将大鞘远端放植于主动脉根部，经大鞘后方植入8F短鞘，于颈总动脉选择另一穿刺点，向远心端穿刺植入6F血管鞘。于左颈总动脉预置荷包线，向主动脉方向植入12F鞘管。使用转流连接管，将鞘管连接，建立转流通路（图2-10-5）。

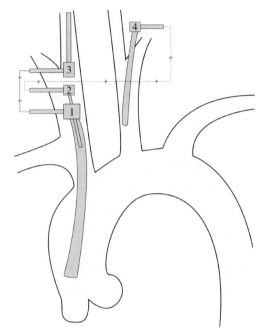

图2-10-5　转流管建立示意

注：转流管连接1号和3号、2号和4号。1号为16F戈尔
Drysheath；2号为8F康德乐短鞘；3号为6F康德乐短鞘；
4号为2F戈尔Drysheath。

3. 根据测量结果，于左锁骨下动脉开口以远植入一枚主动脉覆膜支架（34mm-34mm-200mm，戈尔），再于升主动脉根部冠状动脉开口上方释放另一枚主动脉覆膜支架（40mm-40mm-200mm，戈尔）。此时弓上三分支覆盖，通过右颈总大鞘管开始对双侧颈动脉供血。（图2-10-6）

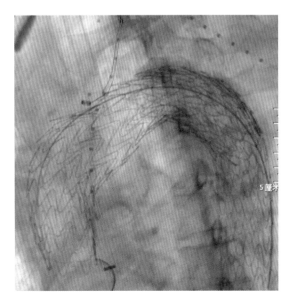

图2-10-6　覆膜支架主体已完全释放

注：蓝线描绘由左及右分别为右颈总动脉、左颈总大鞘管和左侧锁骨下猪尾导管。

4. 体外测试激光光纤导丝工作正常，首先进行左颈总动脉原位开窗。将左颈总大鞘管送至覆膜支架，随后经鞘管植入高压球囊（4mm，波科）及激光光纤导丝，贴近覆膜支架后开启激光，工作2～3秒后，激光突破覆膜支架，随后跟进高压球囊进行扩张。交换超硬金属导丝，放植于主动脉根部，随后使用8mm高压球囊扩张，植入覆膜支架（10mm-40mm，巴德）并进行后扩张（支架近端进入主动脉5mm）。

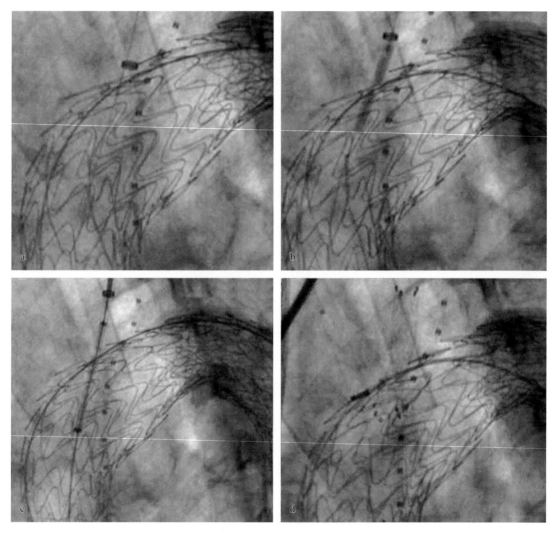

图2-10-7　左颈总动脉开窗过程

注：a.激光导丝突破覆膜支架；b.使用4mm高压球囊扩张并交换加硬导丝；c.植入8mm覆膜支架；d.支架释放，头端进入主动脉5mm。

5. 随后行无名动脉原位开窗。将左颈总大鞘管与右侧颈总动脉远端鞘管连接（图2-10-8）。回撤右颈总大鞘管，退回至无名动脉内（图2-10-9）。同法进行无名动脉开窗，最后植入覆膜支架（13.5mm-40mm巴德）并进行后扩张。再次造影，证实双侧开窗结果满意，撤除颈动脉鞘管，收紧荷包线并仔细止血（图2-10-10）。

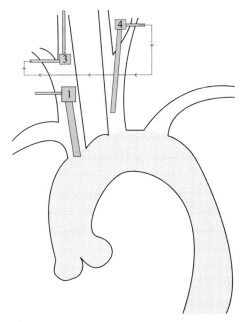

图2-10-8 颈动脉转流示意

注：通过转流管连接3号和4号鞘，维持右侧颈动脉血流。回撤1号鞘管进入无名动脉，作为开窗路径。

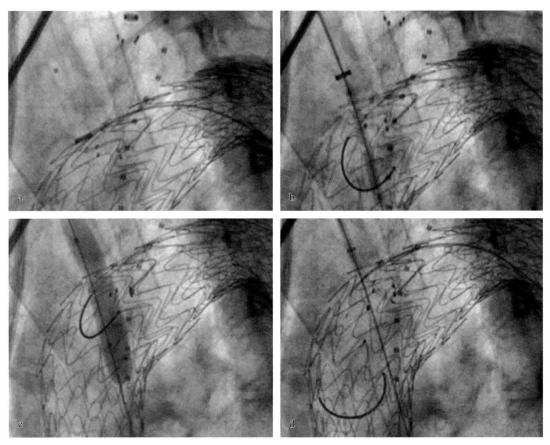

图2-10-9 无名动脉原位开窗过程

注：a.激光导丝突破覆膜支架；b.使用4mm高压球囊扩张并交换加硬导丝；c.植入10mm高压球囊扩张；d.覆膜支架（13.5mm）释放，头端进入主动脉5mm。

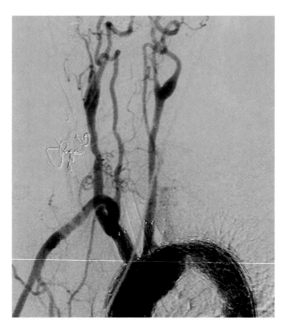

图2-10-10　无名动脉、左颈总动脉开窗后经主动脉弓造影

注：可见开窗支架无明显狭窄，血流情况良好。

6. 行左锁骨下动脉原位开窗。经左侧肱动脉植入泰尔茂弯鞘，贴近主动脉支架后同法进行原位开窗，随后植入（8mm-40mm巴德）覆膜支架。

7. 撤除鞘管，缝合左侧肱动脉、右侧股动脉切口。再次造影（图2-10-11）。

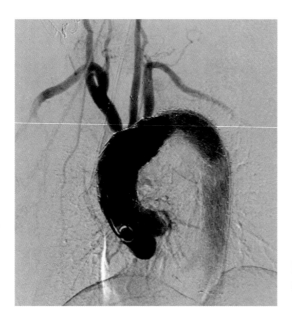

图2-10-11　支架原位开窗后胸主动脉造影

注：三分支原位开窗支架无狭窄，血流良好。

8. 应用猪尾导管行腹主动脉造影（图2-10-12）。拔出支架输送器后，应用7-0 Prolene缝线缝合股动脉穿刺点，逐层缝合腹股沟切口。拔除肱动脉穿刺处血管鞘，敷料加压固定。

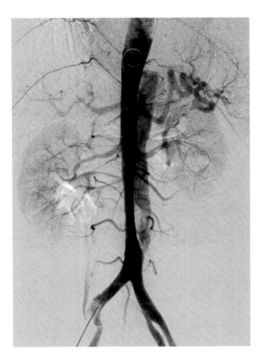

图2-10-12 支架原位开窗后腹主动脉造影

注：可见腹主动脉真腔通畅，腹腔干、肠系膜上下动脉、双肾动脉显影良好。

9. 出院前复查CTA示支架形态良好，无名动脉、左颈总动脉、左锁总骨下动脉通畅，未见明显内漏。

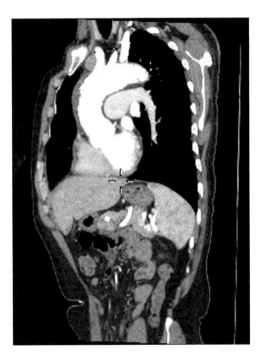

图2-10-13 出院前复查全胸腹主动脉CTA

注：可见支架形态良好，弓上三分支动脉通畅，支架近端未见明显内漏。

病例 11
累及左锁骨下动脉开口的胸主动脉瘤治疗

去分支术＋胸主动脉腔内修复术

● **主　诉**

因体检发现胸主动脉瘤2天入院。

● **病　史**

患者，男，61岁，于2天前体检发现胸主动脉瘤，无胸闷、胸痛。既往高血压、高脂血症病史。查体无特殊。胸主动脉CTA提示胸主动脉瘤，瘤体位置邻近左锁骨下动脉（图2-11-1）。

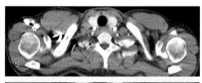
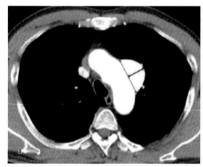
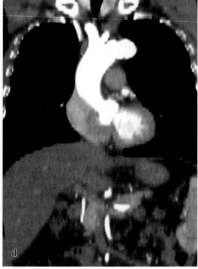
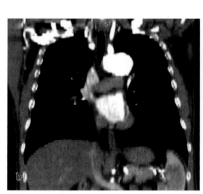

图2-11-1　术前完善胸主动脉CTA

注：a.轴位示动脉瘤位于主动脉弓处；b.动脉瘤贴近锁骨下动脉开口位置；c.双侧颈总动脉（箭头处）及双侧椎动脉（三角处）通畅；d.左颈总动脉与无名动脉共干发出。

● 治疗策略

该患者胸主动脉动脉瘤诊断明确，具有TEVAR手术指征，术前应用药物控制患者血压。根据CTA结果，动脉瘤位于主动脉弓侧壁，近端贴近左锁骨下动脉及颈总动脉开口处，左颈总动脉与无名动脉共干发出，主动脉弓呈"牛角弓"变异，经测量，动脉瘤近端据左颈总动脉与头臂动脉共干起始处约22mm，降主动脉起始部直径约30mm。因此该患者的近端锚定区并不理想，为了降低内漏的风险需要覆盖左锁骨下动脉及共干开口。为保护患者双侧颈动脉供血，考虑先行主动脉-左颈总动脉及主动脉-头臂动脉人工血管转流。此外当胸主动脉覆膜支架覆盖左锁骨下动脉开口处时，因左锁骨下动脉返血可能出现Ⅱ型内漏，考虑同期行左锁骨下动脉栓塞术，必要时需要重建左锁骨下动脉血流。

● 诊疗过程

1. 全麻，平卧位，常规消毒铺巾，暴露胸腹部、双侧腹股沟及左上肢。于右侧腹股沟做纵切口，逐层分离皮下组织，暴露股总动脉，套绕血管阻断带。做胸部正中切口，逐层分离皮下组织，应用电锯正中切开胸骨，充分止血后放置撑开器。切开心包，游离升主动脉、无名动脉及左颈总动脉。左锁骨下动脉位置较深，且存在胸主动脉瘤干扰，无法完全游离左锁骨下动脉。予静脉肝素化后应用侧壁钳阻断部分升主动脉侧壁，做纵切口并应用打孔器扩大吻合口，应用人工血管及血管缝线（4-0 prolene），与升主动脉做端侧吻合，缝闭多余人工血管分支，应用人工血管分支与左颈总动脉做端侧吻合，然后缝闭左颈总动脉近心端。再应用人工血管分支与无名动脉做端侧吻合，然后缝闭无名动脉近心端（图2-11-2）。

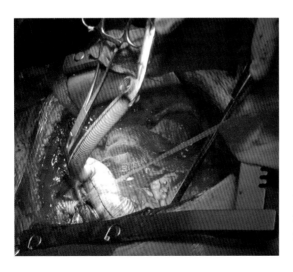

图2-11-2　应用四分支人工血管重建弓上动脉血流
注：因左锁骨下动脉位置深，且存在胸主动脉瘤干扰，无法完全游离左锁骨下动脉，故未重建左锁骨下动脉。

2. 直视下穿刺右侧股动脉，植入8F血管鞘，应用导丝导管技术送入黄金标记造影导管，将导管头端置于升主动脉起始部（图2-11-3）。

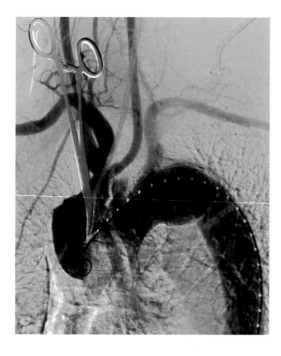

图2-11-3 降主动脉起始部造影

注：可见局部瘤样扩张，累及左锁骨下动脉，人工血管通畅，左颈总动脉、右颈总动脉及右锁骨下动脉显影良好。

3. 送入Lunderquist导丝，将导丝头端置于升主动脉起始部，更换长鞘（DrySeal Sheath，GORE）送入胸主动脉覆膜支架（45mm-45mm-200mm，GORE TAG），释放支架，使其前端位于升主动脉吻合口远端（图2-11-4）。

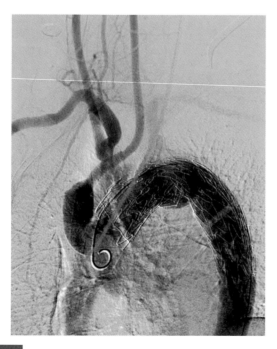

图2-11-4 去分支术＋覆膜支架植入后造影

注：可见左锁骨下动脉返血进入瘤体。

4. 左侧肘部肱动脉处做切口，游离肱动脉，植入血管鞘，应用导丝导管技术选择左锁骨下动脉起始部，更换7F长鞘，使长鞘头端位于左锁骨下动脉起始部，定位左侧椎动脉开口位置，然后送入血管塞（16mm-12mm，Vascular Plug Ⅱ，AMPLATZER），于椎动脉开口远端的锁骨下动脉释放血管塞，阻断左锁骨下动脉至动脉瘤体的反向血流（图2-11-5）。

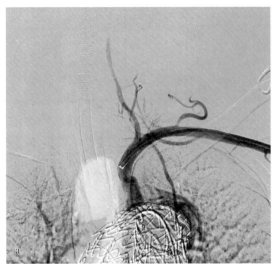
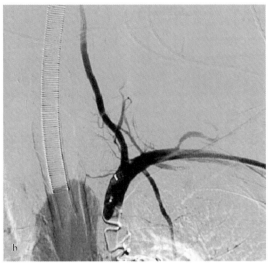
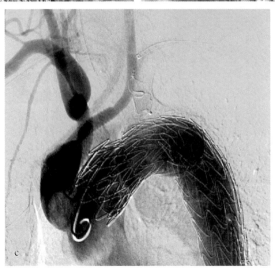

图2-11-5　栓塞前后造影情况

注：a.栓塞前见左锁骨下动脉血流返流至瘤体内；b.栓塞后见左锁骨下动脉无血液返流；c.见胸主动脉支架通畅，形态良好，未见明显内漏及瘤体显影。

5. 撤除血管鞘及导丝，应用血管缝线（6-0 prolene）缝合右侧股动脉及肱动脉穿刺点，逐层缝合左侧肘部及右侧腹股沟切口。充分止血后，植入心包纵隔引流管，钢丝8字缝合固定胸骨，逐层缝合切口。

6. 术后第七天出院。术后3个月复查胸主动脉CTA，见胸主动脉支架位置良好，胸主动脉瘤内血栓形成，人工血管通畅（图2-11-6）。

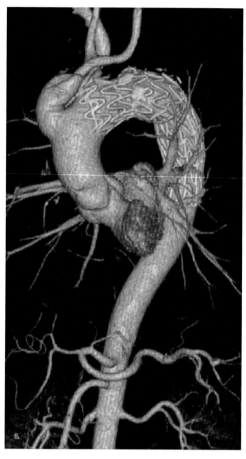

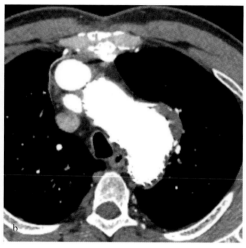

图2-11-6 去分支术＋TEVAR术术后3个月复查CTA

注：a：三维重建像显示支架位置准确，人工血管通畅；b：横断面显示瘤体完全隔绝，瘤腔血栓化。

病例12
累及左锁骨下动脉的亚急性胸主动脉B型夹层治疗

去分支术＋胸主动脉腔内修复术

● **主 诉**

因突发胸背部撕裂样疼痛2周入院。

● **现病史**

患者，女，62岁，入院前2周无明显诱因出现胸背部撕裂样疼痛，伴左下肢无力，无胸闷、憋气、头晕、意识障碍等症状。在当地医院行主动脉CTA检查提示主动脉夹层，破口位于左锁骨下动脉近端，给予控制血压等对症处理，疼痛逐渐好转，血压维持在140/80mmHg左右。3天前行主动脉CTA复查（图2-12-1）提示主动脉夹层诊断明

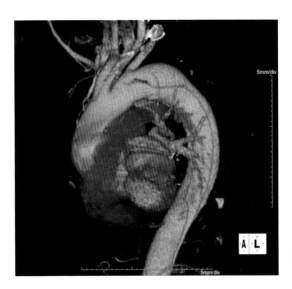

图2-12-1 发病2周复查主动脉CTA
注：见主动脉夹层，左颈总动脉发自头臂干。

确，破口在左锁骨下动脉正下方（图2-12-2），距离头臂干6mm，左侧肾动脉及腹腔干由真假腔供血，右侧椎动脉优势，无法单独行TEVAR治疗，为求进一步治疗转入上级医院。

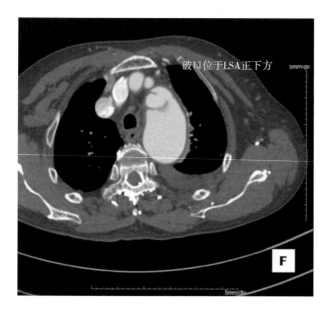

图2-12-2　第一破口位于左锁骨下动脉正下方

● 诊疗策略

该患者的主动脉弓为牛角弓，左颈总动脉发自头臂干，第一破口位于左锁骨下动脉正下方，距离头臂干6mm，无足够锚定区行单纯TEVAR治疗。右侧肾动脉真腔供血，左侧肾动脉及腹腔干由真假腔供血。目前胸主动脉夹层（Stanford B型）诊断明确，严格控制血压下症状缓解，但左侧肾脏灌注低，有积极治疗指征。由于没有足够的锚定区，可行主动脉至弓上血管人工血管搭桥术扩充锚定区，根据术中造影决定左锁骨下动脉血运重建术。

● 诊疗过程

1. 全麻，仰卧位。于右侧腹股沟做纵切口，暴露右侧股总动脉，直视下穿刺右侧股总动脉，植入8F血管鞘，应用猪尾导管行腹主动脉造影，见右侧肾动脉自真腔显影，左侧肾动脉主干受压狭窄，肠系膜上动脉受压表现（图2-12-3）。升主动脉造影可见主动脉夹层形成（图2-12-4）。

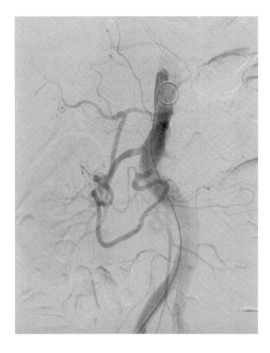

图2-12-3　右侧肾动脉自真腔显影
注：左侧肾动脉主干受压狭窄，肠系膜上动脉受压。

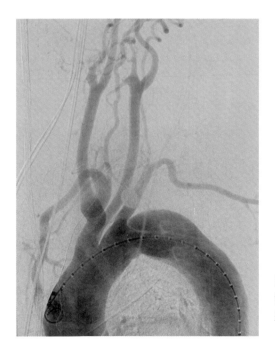

图2-12-4　升主动脉及弓降部造影
注：主动脉夹层形成，破口位于左锁骨下动脉下方，主动脉
　　呈"牛角弓"，右侧椎动脉优势。

2. 正中开胸，打开心包，静脉肝素化后显露升主动脉及左颈总动脉、头臂干，应用PTFE
分叉人工血管（20mm-10mm）行升主动脉至左颈总动脉、头臂干血管搭桥（图2-12-5）。
头臂干及左颈总动脉近端应用4-0 Prolene缝线封闭。

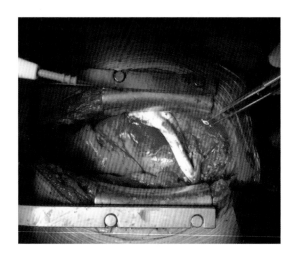

图2-12-5　升主动脉至左颈总动脉、头臂干血管搭桥

3．根据测量结果，经右侧股动脉入路于升主动脉吻合口远端释放一枚主动脉覆膜支架（38mm–30mm–200mm）（图2-12-6）。

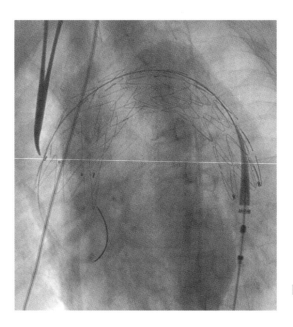

图2-12-6　于升主动脉内释放覆膜支架

4．造影见Ⅱ型内漏（图2-12-7），遂经左侧肱动脉入路应用血管塞及COOK弹簧圈行左锁骨下动脉近端栓塞术（图2-12-8）。

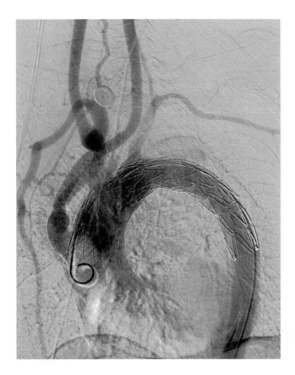

图2-12-7　造影见Ⅱ型内漏

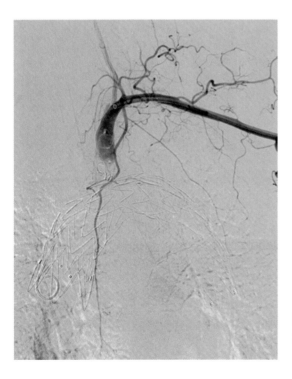

图2-12-8　行左锁骨下动脉近端栓塞术，造影未见返流血

5．最终造影见升主动脉人工血管桥通畅，未见内漏，左侧椎动脉窃血（图2-12-9），腹腔干、肠系膜上动脉、双侧肾动脉显影良好（图2-12-10）。

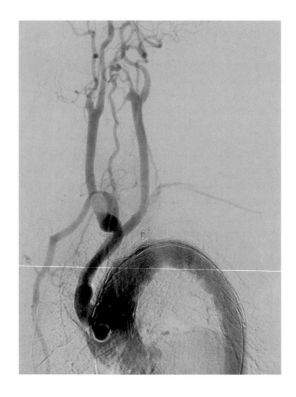

图2-12-9　升主动脉人工血管桥通畅，未见内漏，左侧椎动脉窃血

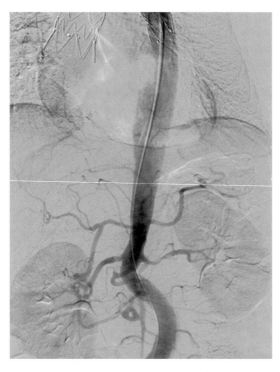

图2-12-10　腹腔干、肠系膜上动脉、双侧肾动脉显影

6. 应用缝线（7-0 Prolene）缝合右侧股动脉穿刺点，逐层缝合腹股沟切口。拔除左侧肱动脉穿刺处血管鞘，敷料加压固定。胸骨创面止血，放置心包及纵隔引流管，逐层关胸。

病例 13
胸主动脉 B 型夹层（慢性）的治疗

胸主动脉腔内修复术

● **主　诉**

因体检发现主动脉夹层 3 天入院。

● **病　史**

患者，男，67 岁，于 3 天前行体检胸部 CT 示：主动脉弓及胸腹主动脉增粗并斑块移位，考虑夹层动脉瘤可能。就诊，查血压 150/90mmHg，心率 76 次 / 分，给予降血压及对症处理，患者既往无明显胸痛病史，6 年前胸片可疑有夹层改变，未进一步检查。入院行 CTA 示胸主动脉夹层（图 2-13-1）。

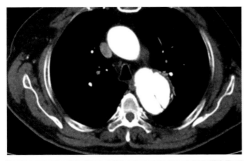
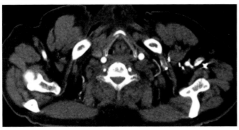
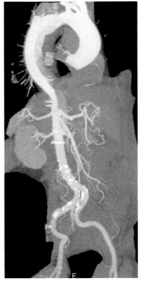

图 2-13-1　入院后复查胸主动脉 CTA

注：示胸主动脉夹层，考虑慢性夹层可能。

● 诊疗策略

该患者胸主动脉B型夹层（慢性）诊断明确，具有TEVAR手术指征，术前应用药物控制患者血压及心率。根据CTA结果，近端破口位于降主动脉起始部，破口与左锁骨下动脉开口之间距离约50mm，降主动脉起始部直径约30mm，左侧椎动脉相对优势，术中尽量避免覆盖左锁骨下动脉，保护左锁骨下动脉血流。此外该患者为慢性夹层，假腔内存在较多血栓，支架塑形及术后主动脉重塑可能欠佳。

● 诊疗过程

1. 全麻，仰卧位。于右侧腹股沟做纵切口，暴露右侧股总动脉，直视下穿刺左侧股总动脉，植入8F血管鞘，送入黄金标记造影导管至升主动脉。送导管过程中需多次造影明确导管位于真腔内。然后连接高压注射器造影（图2-13-2）。

2. 根据测量结果，于降主动脉内植入一枚胸主动脉覆膜支架（34mm-34mm-200mm，美敦力），使其覆膜部分上端紧贴左锁骨下动脉开口。

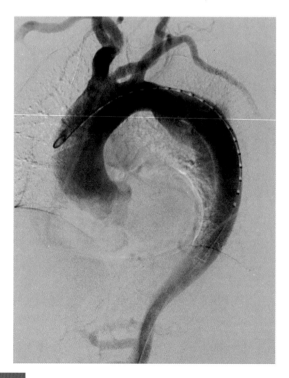

图2-13-2　胸主动脉造影定位破口位置

3. 应用猪尾导管造影，见胸主动脉通畅，支架形态良好，未见明显内漏（图 2-13-3），见腹腔干、肠系膜上下动脉、双肾动脉显影良好（图 2-13-4）。撤出导丝、导管及血管鞘，应用血管线（6-0 prolene）缝合股动脉穿刺点，逐层关闭切口。

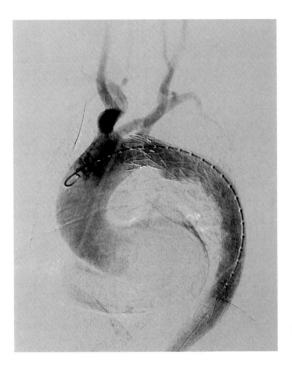

图 2-13-3　覆膜支架释放后造影（一）

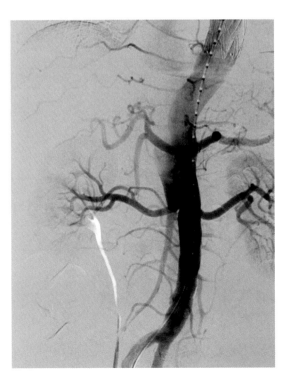

图 2-13-4　覆膜支架释放后造影（二）

病例14
胸主动脉B型夹层的治疗

胸主动脉腔内修复术

● **主　诉**

因腹痛12小时入院。

● **病　史**

患者，男，58岁，12小时前无明显诱因出现上腹剧烈撕裂样疼痛，持续不缓解，与体位无明显相关性，伴呕吐数次，停止排气排便。行主动脉CTA提示主动脉夹层（Debakey Ⅲ型），累及双侧髂动脉，腹腔干、肠系膜上动脉、左侧肾动脉均由假腔供血（图2-14-1）。

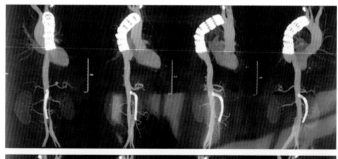
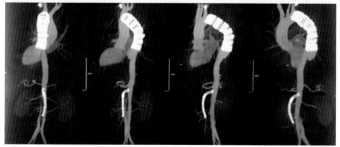

图2-14-1　TEVAR术后1年复查

既往高血压病史不明。患者，年前因主动脉夹层行TEVAR术。

● 诊疗策略

该患者主动脉夹层腔内修复术后支架远端夹层诊断明确，随访观察夹层较前加重，有手术指征，需再次行主动脉腔内修复术。根据CTA所做的手绘测量设计（图2-14-2）。

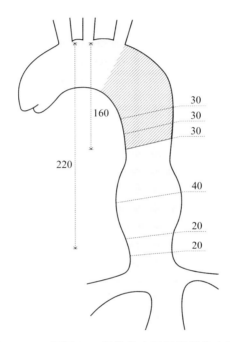

图2-14-2　根据CTA所做的支架远端新发夹层手绘测量设计

注：图中单位为mm。

● 诊疗过程

1. 全麻，仰卧位，穿刺右侧股总动脉并预置缝合器。穿刺左肱动脉，植入导管鞘，导丝导管配合经左桡动脉鞘进入主动脉弓备术中造影定位。

2. 导丝导管配合经右股动脉鞘进入腹主动脉至主动脉弓，沿途造影证实位于真腔内，行主动脉造影（图2-14-3）。

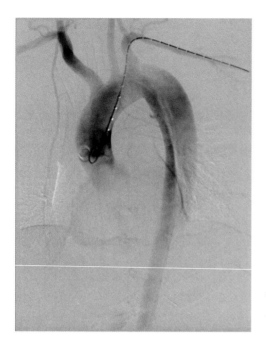

图2-14-3　主动脉造影

注：降主动脉起始端左锁骨下动脉远端2cm可见明
显破口及假腔显影，真腔受压明显。

3. 经右股动脉造影导管交换超硬导丝（Lunderquist），取胸主动脉覆膜支架（34-157，
COOK），植入支架输送系统，精确定位左锁骨下动脉开口远端后释放支架（图2-14-4）。

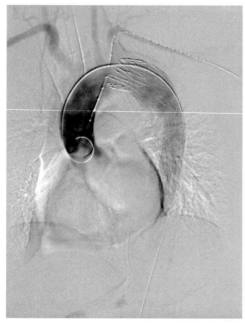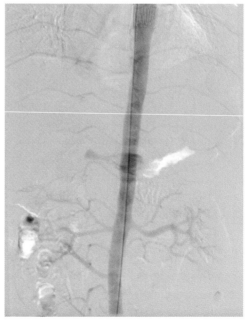

图2-14-4　覆膜支架释放后造影

注：主动脉覆膜支架形态、位置良好。

4. 经右股动脉鞘同轴系统引入肾动脉导引导管及 C2 导管，选择肠系膜上动脉开口（图 2-14-5、图 2-14-6）。

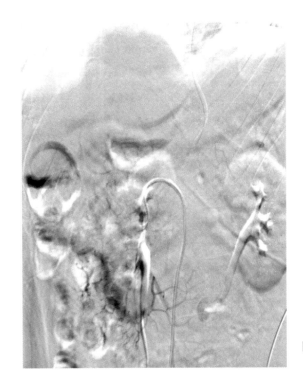

图 2-14-5　肾动脉导引导管

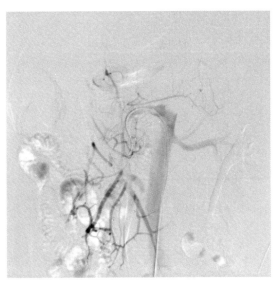

图 2-14-6　肠系膜上动脉起始段约 10cm 闭塞

5. 导丝导管配合，通过病变进入肠系膜上动脉远端主干，造影证实导丝位于真腔，以球囊（3mm−120mm，Pacific）扩张病变，再顺序植入支架（6mm−80mm、7mm−40mm，Ever Flex），支架重叠 1.5cm，支架近端位于腹主动脉内 0.5cm（图 2-14-7）。

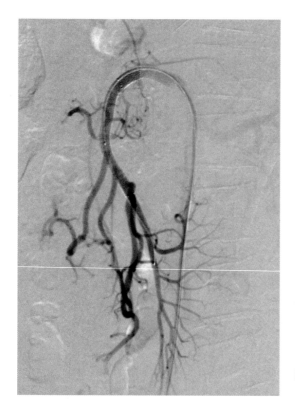

图2-14-7　肠系膜上动脉显影良好

6. 撤出输送导管，收紧右侧股动脉穿刺口预埋缝线，左肱动脉穿刺口加压包扎。

病例15
胸主动脉假性动脉瘤合并咯血的治疗

胸主动脉腔内修复术＋支气管动脉栓塞术

● **主　诉**

因咯血2周入院。

● **现病史**

患者，男，70岁，2周前无明显诱因出现咯血，间断发作2次，每次量约10ml，伴右侧胸部、后背部疼痛，无发热、咳嗽、咳痰、喘憋等不适，遂就诊于当地县医院，行胸部增强CT检查示：降主动脉近段瘤样扩张，考虑胸主动脉瘤。遂转入上级医院，完善相关检查考虑先天性肺隔离症。2天前患者再次咯血，量约150ml，经对症止血处理后好转，为求进一步治疗入院。完善胸主动脉CTA检查示：左肺下叶感染灶累及胸主动脉，继发胸主动脉假性动脉瘤可能性大（图2-15-1、图2-15-2）。

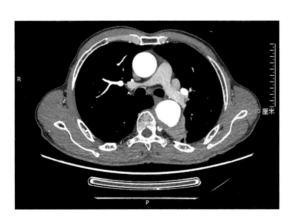

图2-15-1　胸主动脉假性动脉瘤CTA（一）
注：胸主动脉瘤与左肺下叶感染灶界限不清。

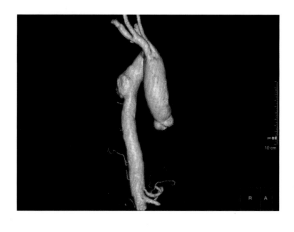

图2-15-2　胸主动脉假性动脉瘤CTA（二）
注：降主动脉近段可见动脉轮廓不光滑，局部扩张。

● 诊疗策略

该患者胸主动脉假性动脉瘤诊断明确，瘤体最大径为46mm-44mm，具有TEVAR治疗指征。近端锚定区理想。但该患者同时合并先天性肺隔离症致反复咯血，术中需同时行支气管动脉栓塞治疗。

● 诊疗过程

1. 全麻，仰卧位。穿刺右侧股动脉并植入6F血管鞘。于左侧腹股沟做纵切口，暴露左侧股总动脉，直视下穿刺左侧股总动脉，植入8F血管鞘，送入黄金标记造影导管至升主动脉。然后连接高压注射器造影（图2-15-3）。

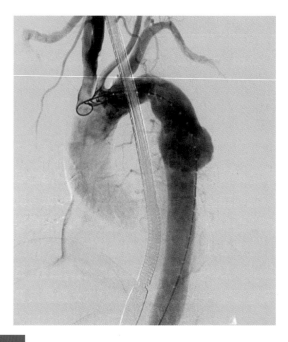

图2-15-3　降主动脉近中段管壁欠光滑
注：可见瘤样扩张，小弯侧可见支气管动脉增粗。

2. 应用不同导管超选至支气管动脉，造影见左侧支气管动脉远端造影剂浓聚（图2-15-4）。

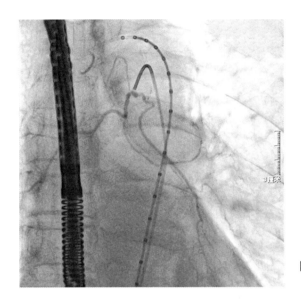

图2-15-4 左侧支气管动脉远端异常造影剂浓聚

3. 应用COOKPVA颗粒（500μm）行支气管动脉栓塞后异常造影剂浓聚影消失（图2-15-5）。

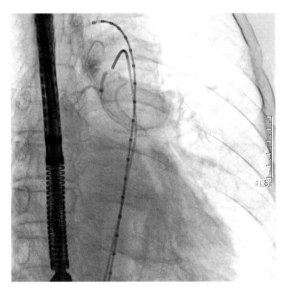

图2-15-5 左侧支气管动脉远端异常造影剂浓聚影消失

4. 根据测量结果，经左侧股动脉入路于左锁骨下动脉开口远端释放一枚主动脉覆膜支架（32mm-29mm-200mm，COOK）。

5. 造影见主动脉三分支及腹腔动脉显影好，未见内漏（图2-15-6，图2-15-7）。

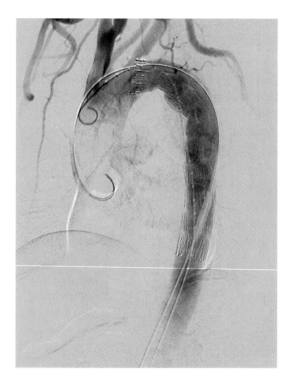

图2-15-6 头臂干、左颈总动脉、左锁骨下动脉造影

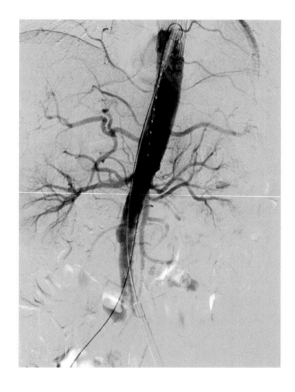

图2-15-7 腹腔动脉造影

6. 拔出支架输送器后，应用缝线（7-0 Prolene）缝合左侧股动脉穿刺点，逐层缝合腹股沟切口。拔除右侧股动脉穿刺处血管鞘，敷料加压固定。

7. 出院前复查CTA如图2-15-8。患者未再咯血。

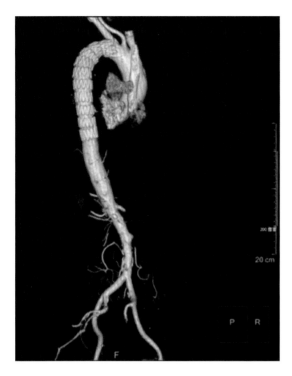

图2-15-8　出院前复查胸腹主动脉CTA
注：支架形态良好，位置满意，未见明显内漏，左锁骨
下动脉通畅。

病例 16
胸主动脉穿透溃疡、壁间血肿的治疗

限制性支架植入术 + 锁骨下动脉部分覆盖

● **主　诉**

因间断胸闷、憋气伴胸痛1周余入院。

● **现病史**

患者，男，47岁，1周前排便后出现胸闷、憋气、呼吸困难伴胸痛，持续性疼痛。无咳嗽咳痰、咯血。就诊于当地院，行主动脉CTA提示：主动脉弓及降主动脉壁内血肿，给予降压、镇痛等治疗。7日后就诊我院急诊行主动脉CTA（图2-16-1）提示：主动脉弓降部深大穿通溃疡并降主动脉壁内血肿较前进展，新发双侧胸腔积液。

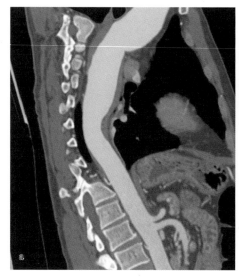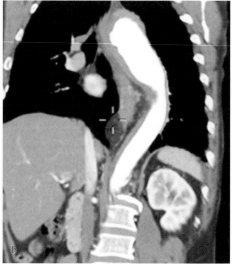

图2-16-1　当地及本院复查胸主动脉CTA对比

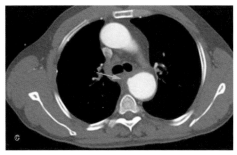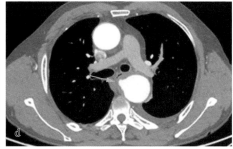

图2-16-1　当地及本院复查胸主动脉CTA对比（续）

注：a、c.为2018年5月22日可见降主动脉穿通溃疡（箭头），主动脉弓及降主动脉壁间血肿；b、d.为2018年5月29日可见降主动脉溃疡处增大（箭头），主动脉壁间血肿范围增大。

● 诊疗策略

该患者胸主动脉穿通溃疡、胸主动脉壁间血肿诊断明确，且较前有所进展，具有TEVAR手术指征，术前应用药物控制患者血压及心率。根据CTA结果，近端溃疡破口位于降主动脉起始部小弯侧，破口与左锁骨下动脉开口之间距离约12mm，降主动脉起始部直径约42mm，左锁骨下动脉开口以远可见主动脉壁血肿，因此该患者的近端锚定区并不理想，为了降低内漏及逆撕的风险需要部分覆盖左锁骨下动脉开口。此外该患者降主动脉远段的真腔直径较小，与降主动脉起始部直径相比相差较大，因此降主动脉远段应用限制性支架。

● 诊疗过程

1. 全麻，仰卧位。穿刺左侧肱动脉并植入6F血管鞘，植入猪尾导管至升主动脉，切开右侧腹股沟，游离并控制右侧股总动脉，植入8F血管鞘，植入黄金标记造影导管，置于升主动脉，行主动脉弓及降主动脉造影如图2-16-2。

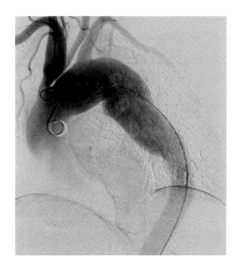

图2-16-2　主动脉弓及降主动脉造影

注：见距左锁骨下动脉12mm处降主动脉起始处血管壁欠光滑，有龛影，锁骨下动脉水平主动脉直径42mm，降主动脉中段血管直径26mm。

2. 根据测量结果首先在降主动脉中段植入一枚微创主动脉支架（30mm-30mm-80mm）（图2-16-3）。

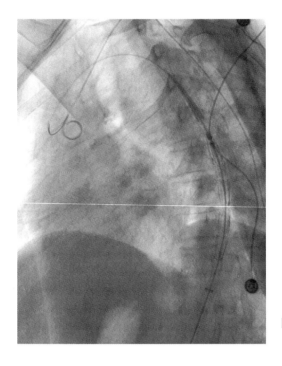

图2-16-3　降主动脉植入限制性支架

3. 经股动脉植入主动脉支架（44mm-40mm-160mm，Castor），至主动脉弓处，造影定位左锁骨下动脉开口位置，调整支架位置后半释放支架，再次造影并调节支架位置，使覆膜部分与左锁骨下动脉开口对位（图2-16-4）。

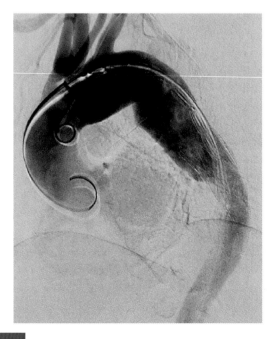

图2-16-4　再次造影并调节支架位置

注：在胸主动脉远段植入一枚限制性支架后将主动脉覆膜支架送入主动脉弓处，经肱动脉处的猪尾导管造影明确左颈总动脉及左锁骨下动脉开口位置，以此调节支架位置。

4. 近端锁骨下动脉处释放一枚主动脉支架（44mm-40mm-160mm，Castor），覆盖1/3左锁骨下动脉远端（图2-16-5），造影见支架形态良好，未见内漏，左锁骨下动脉通畅（图2-16-6）。

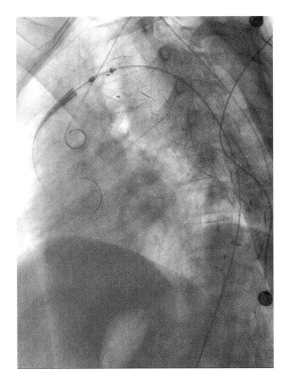

图2-16-5　完全释放胸主动脉支架
注：应用造影及猪尾导管在胸主动脉支架内转动的方法明确胸主动脉支架覆盖1/3左锁骨下动脉远端。

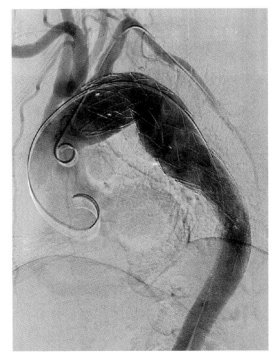

图2-16-6　胸主动脉覆膜支架释放后再次造影
注：未见内漏，左颈动脉、左锁骨下动脉通畅。

5. 拔出支架输送器后，应用缝线（7-0 Prolene）缝合股动脉穿刺点，逐层缝合腹股沟切口。拔除肱动脉穿刺处血管鞘，敷料加压固定。

6. 术后2个月复查CTA如图2-16-7。

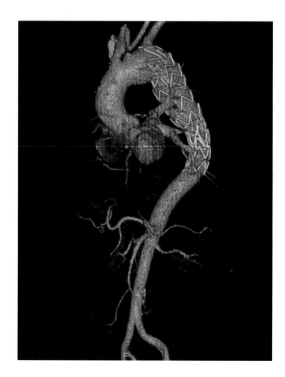

图2-16-7 术后2个月复查胸主动脉CTA
注：可见支架形态良好，左锁骨下动脉通畅，支架近端未见明显内漏。

Chapter 3

第 3 章
胸腹主动脉

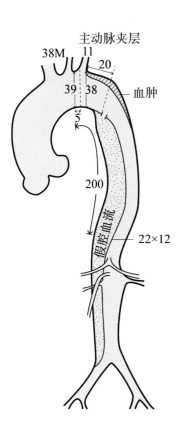

主动脉夹层

38M 11 20

39 38 — 血肿

5

200

假腔血流 — 22×12

病例1
胸腹主动脉夹层的治疗

胸主动脉腔内修复术

● 主　诉

夜间胸闷伴双下肢无力20天。

● 病　史

患者于20天前无明显诱因出现夜间平卧休息时胸闷、气短，无咳嗽、咳痰、胸痛，无四肢、颜面部水肿，同时感行走时双大腿无力，行走20米左右需休息数分钟。至当地医院就诊考虑尿毒症，给予输液对症处理，稍好转。两天前就诊，发现双侧胸腔积液给予放置胸腔引流管。因贫血给予输血一次。因尿毒症考虑透析治疗建立颈部透析通路并透析一次。复查主动脉CTA检查后家属要求处理主动脉夹层，以主动脉夹层收入住院。

● 诊疗策略

患者现目前诊断为：肾衰竭、双胸腔积液伴双肺膨胀不全、主动脉夹层、双肾动脉狭窄、双肾萎缩、高血压、贫血。胸段主动脉直径大于6cm，肾动脉继发狭窄、肾功能不全进展。手术指征明确，拟行主动脉夹层腔内修复术，但患者双胸腔积液，肾衰竭已6年，属于极高危患者，围术期关心肺、肾不全风险高。夹层复杂、多个破口，假腔内血栓形成，手术处理困难。根据CTA所做的手绘测量设计（图3-1-1）。

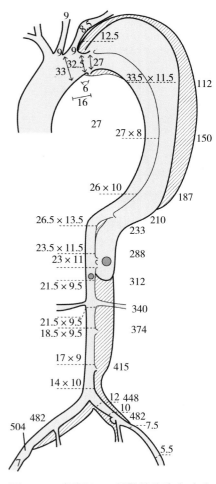

图3-1-1　根据CTA所做的胸腹主动脉夹层手绘测量设计

注：图中单位为mm。

● 诊疗过程

1. 全麻，仰卧位。逆行穿刺双侧股总动脉，植入8F导管鞘，造影确认穿刺点位于股总动脉后，于右侧预埋2把血管缝合器，重新植入10F导管鞘；逆行穿刺左肱动脉，置入导管鞘，导丝、猪尾配合上行至升主动脉，将猪尾导管留置于升主动脉。全身肝素化。

2. 导丝、导管经右股动脉上行至升主动脉，造影确认为真腔，金标猪尾导管造影。降主动脉夹层动脉瘤如图3-1-2，瘤体最大径约6cm，第一破口距左锁骨下动脉约2cm。腹腔干动脉上方存在一处破口（图3-1-3），腹腔干由假腔供血，肠系膜上动脉、双肾动脉由真腔供血，右侧肾动脉近段管腔重度狭窄，远端流速缓慢，左侧肾动脉中段管腔重度狭窄，腹主动脉真腔受压变窄；双侧髂总动脉通畅，左侧髂总、髂外动脉局部夹层形成，左髂内、髂外动脉分叉处管腔重度狭窄。

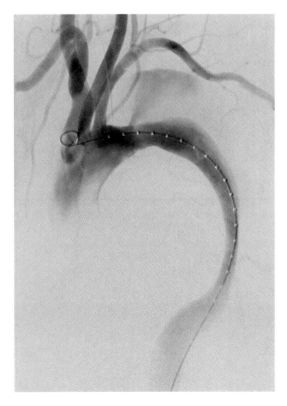

图3-1-2　右降主动脉夹层动脉瘤术前造影

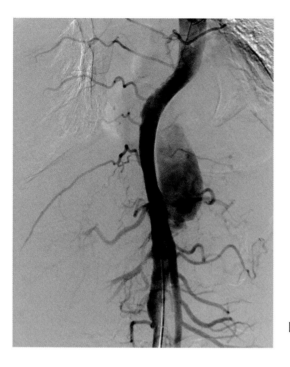

图3-1-3　远端腹腔干动脉上方存在一处破口

3. 置换Lunderquist导丝自右侧股动脉入路放置腹主动脉覆膜支架主体（TGU313115，GORE C-TAG），覆膜区覆盖一半左锁骨下动脉，精确定位后释放。复查造影见支架位置形态良好，未见Ⅰ、Ⅱ型内漏（图3-1-4）。

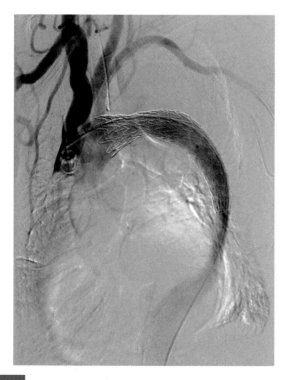

图3-1-4　支架植入后行造影

4. 自右股动脉入路同轴导入导丝、导管及导管鞘，路图下导丝导管配合通过主动脉真腔选择腹腔干上方破口进入假腔内，将导管鞘置于假腔，使用封堵器封堵此处主动脉破口（图3-1-5）。

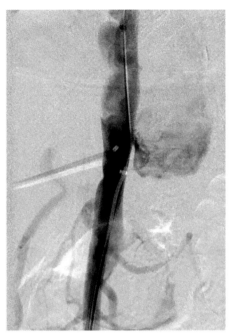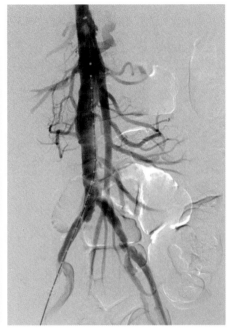

图3-1-5　封堵腹腔干上方破口
注：瘤腔内可见少量由腹腔干返血导致的Ⅱ型内漏。

5. 自右股动脉入路同轴导入导丝、导管及Guding导管，选择进入右侧肾动脉，置换Supra Core导丝，以4mm-20mm球囊（Boston Scientific，Sterling）行预扩张后植入6mm-18mm球扩支架（Boston Scientific，Express Vascular SD）1枚，精确定位后释放（图3-1-6）。

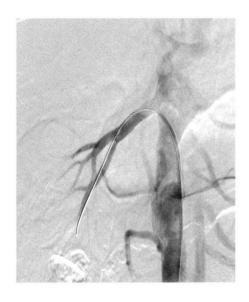

图3-1-6　植入右侧肾动脉支架
注：右侧肾动脉管腔通畅，流速较前明显增快。

6. 经左股动脉鞘导丝配合导管"翻山"进入右下肢动脉，进入右股动脉鞘并将导丝捞出体外后引出导引导管，并将导丝抽出；经导引导管头端引入输送器的分支导丝，至导引导管尾端露出分支导丝后撤除导引导管；经右股动脉超硬导丝进入大动脉覆膜支架系统（AB201212-0904030-200010，Mciroport），直至输送系统内衬MARK位于肾动脉水平下方。预释放覆膜支架，缓慢下拉外输送鞘及分支导丝，至支架系统稳定骑坐于腹主动脉分叉，可见对侧分支鞘及分支导丝自外鞘脱离。仔细调整输送系统方向后，释放支架主体及髂支。导丝导管配合自左股动脉入路选择进入左髂支直至腹主动脉支架主体，置换SupraCore导丝，沿导丝植入8mm-80mm自膨支架1枚（COOK，ZIV），以7mm-60mm球囊（INVATEC，Admiral Xtreme）行后扩张（图3-1-7）。

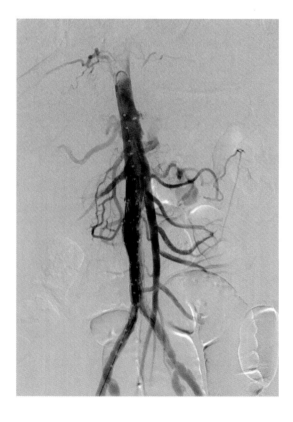

图3-1-7　术后复查造影
注：肠系膜上动脉、双肾动脉均通畅。

7. 撤除输送系统及导丝、导管鞘，收紧右侧穿刺点缝合器缝线，血管缝合器闭合左侧穿刺点，穿刺点加压包扎；左肱动脉穿刺处压迫止血，局部加压包扎。术毕，手术过程顺利，术中患者心率、血压平稳，出血不多，未输血；术后带气管插管返ICU病房。

8. 术后6个月复查CTA如图3-1-8。

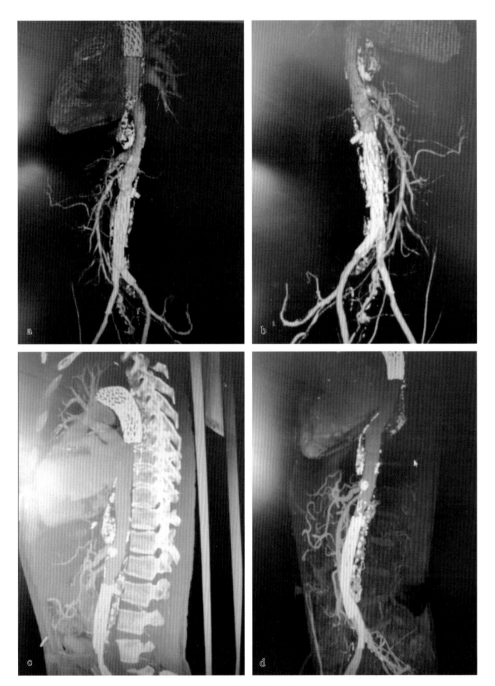

图 3-1-8　术后半年复查 CTA
注：支架形态位置良好，管腔通畅。

病例2
累及腹腔干、肠系膜上动脉和肾动脉的
胸腹主动脉瘤治疗

"开窗"术

● **主 诉**

因体检发现腹主动脉瘤10天。

● **病 史**

患者，男，56岁，10天前体检时B超发现腹
主动脉增宽，无腹部搏动性包块，无腹胀、恶
心、呕吐，无腹痛、腹泻、便血，无腰背痛等
伴随症状。今就诊于门诊，CTA示：胸主动脉
下段-腹主动脉（至肠系膜上动脉水平）管腔
呈瘤样扩张，直径约5.7cm，上下径约8cm，考
虑胸腹主动脉瘤，如图3-2-1所示，为进一步诊
治收入院。

患者既往患高血压15年，血压最高时180/110
mmHg，口服左氨氯地平2.5mg，每日1次，缬
沙坦80mg，每日1次，控制在150/90mmHg左
右。发现冠心病4年，心绞痛发作过2次，最
近半年无胸痛发作，口服硝酸异山梨酯5mg，
每日1次。

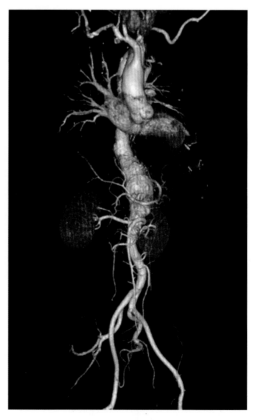

图3-2-1　术前胸腹主动脉真性动脉瘤CTA

● 诊疗策略

CTA结果示瘤体直径约5.7cm，上下径约8cm，主动脉瘤诊断明确，具有EVAR手术指征。全麻下行胸腹主动脉腔内修复术。根据CTA所做手绘测量设计如图3-2-2。

● 诊疗过程

1. 全麻，仰卧位。逆行穿刺双股动脉、预置两把缝合器，植入10F导管鞘；逆行穿刺左肱动脉，植入6F导管鞘。静脉肝素化后，造影如图3-2-3所示。

2. 自左上肢动脉引入90cm长鞘选择进至腹腔干上方水平。引入导丝导管选择进入腹腔干，造影证实真腔，于腹腔干主干释放弹簧圈（COOK）8mm 4枚，复查

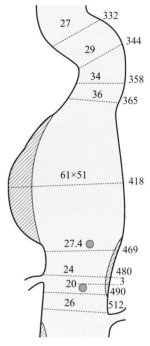

图3-2-2 根据CTA所做的胸腹主真性动脉瘤手绘测量设计
注：图中单位为mm。

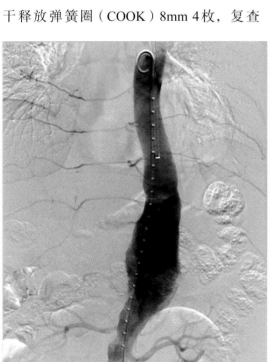

图3-2-3 术前胸腹主动脉瘤造影
注：瘤体最大处位于胸主动脉远端水平，直径4.5cm，至腹腔干水平正常。

造影腹腔干流速明显减慢，如图3-2-4所示。导丝导管重新选择进入右侧肾动脉以备术中定位。

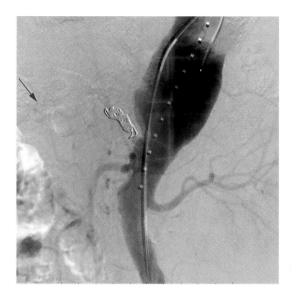

图3-2-4　放置弹簧圈后造影

3. 进行覆膜支架体外开窗。完全释放支架主体（Ankura 34-200，Lifetech）于预定右侧肾动脉、肠系膜上动脉开口水平分别开槽、开窗，直径约8mm，取金属标记物各点缝合以备术中定位，然后重新回装至输送鞘内（图3-2-5）。

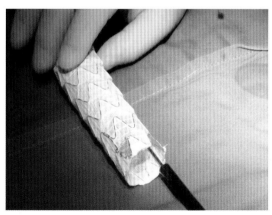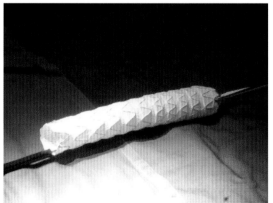

图3-2-5　覆膜支架体外开窗

4. 自右股动脉超硬导丝引入支架主体，支架远端定位于平右侧肾动脉开口，反复定位无误后释放支架主体。复查造影提示双肾动脉、肠系膜上动脉血流通畅（图3-2-6）。

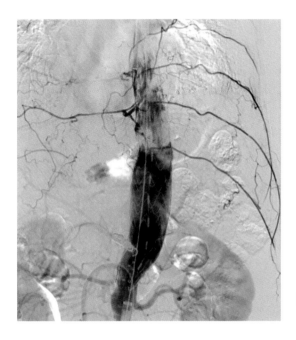

图 3-2-6　支架释放后造影

5. 自左股动脉鞘导丝导管配合选择经支架主体开窗部位进入肠系膜上动脉，于动脉开口释放自膨支架（7mm-40mm，Ever Flex），近端位于支架主体内5mm（图3-2-7）。经高压注射器复查造影：主动脉支架近端位置良好，肠系膜上动脉和双侧肾动脉、双髂内动脉均通畅，未见明显内漏。

6. 收紧双股动脉穿刺口预埋缝线，左肱动脉穿刺点压迫止血。手术顺利，术后带气管插管安返ICU病房。

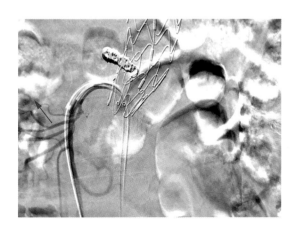

图 3-2-7　于肠系膜动脉放置支架

7. 术后恢复顺利，术后复查CTA，结果见图3-2-8。

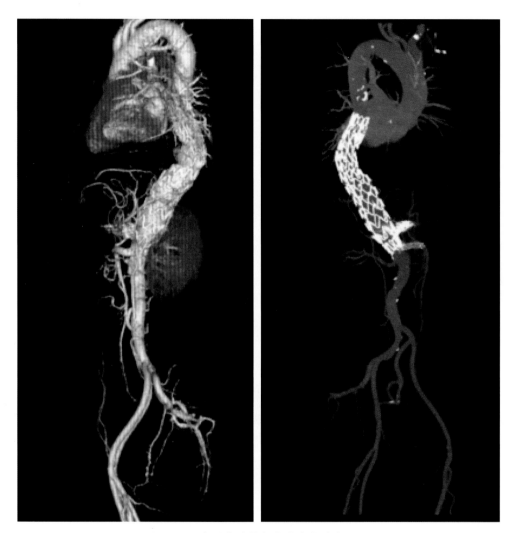

图3-2-8　术后出院前复查胸腹主动脉CTA

病例3
累及腹腔干、肠系膜上动脉的胸腹主动脉瘤的治疗

"三明治"技术

● **主　诉**

查体发现胸腹主动脉瘤3年。

● **病　史**

患者，女，75岁，3年前于外院体检查增强CT发现胸腹主动脉瘤，无腹胀、恶心、呕吐，无腹痛、腹泻、便血，无腰背痛等伴随症状。1个月前就诊查主动脉CTA示：胸腹主动脉分界处-肠系膜上动脉起始处主动脉呈瘤样扩张，最大截面约5.6cm×5cm，管壁周边可见半环形低密度影，腹腔干自瘤体发出，肠系膜上动脉起始处瘤样膨隆，脾动脉及双肾动脉未见明显狭窄。

● **诊疗策略**

患者胸腹主动脉瘤诊断明确，有手术指征。患者患高血压、哮喘，手术及麻醉风险高，术前需控制血压，评估气道状况。根据CTA所做手绘测量设计如图3-3-1。

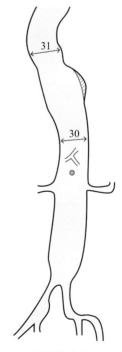

图3-3-1　根据CTA所做的胸腹主动脉瘤手绘测量设计
注：图中单位为mm。

● 诊疗过程

1. 全麻，仰卧位。行右侧腹股沟纵形切口，解剖右股总动脉，预置血管保护带。分别行左股总动脉及左肱动脉穿刺，置血管鞘。静脉肝素化。导丝导管配合进入腹主动脉，造影评估动脉瘤形态，并明确主要分支（双肾动脉、肠系膜上动脉）开口位置（图3-3-2）。

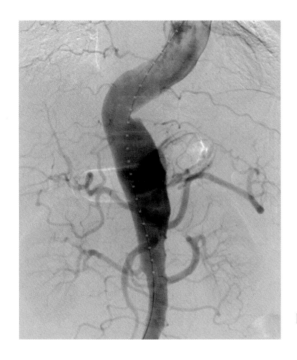

图 3-3-2　胸腹主动脉瘤形态

2. 路图引导下定位腹腔干，导丝导管配合下，将长鞘置于腹腔干开口，弹簧圈栓塞腹腔干主干（图3-3-3）。

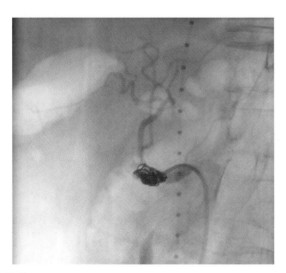

图 3-3-3　栓塞腹腔干主干

3. 自左股动脉经超硬导丝植入腹主动脉覆膜支架主体（34mm-34mm-152mm，COOK），支架远端平肠系膜上动脉开口释放主体（图3-3-4）。

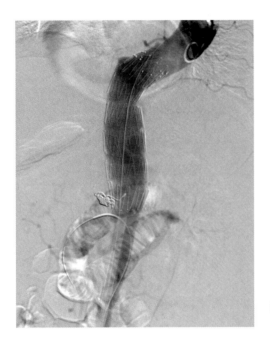

图3-3-4　释放覆膜支架主体

4. 自左肱动脉入路将8F长鞘预置在肠系膜上动脉内；植入覆膜支架（8mm-100mm，Viabahn，Gore），支架内再次植入自膨支架（8mm-100mm，Zilver，COOK）支撑；球囊（7mm-80mm，ADMIRAL，INVATEC）后扩张（图3-3-5）。

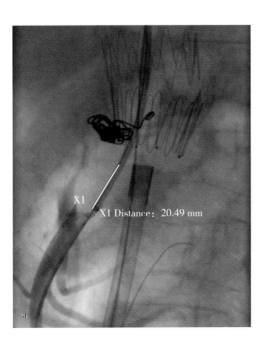

图3-3-5　释放肠系膜上动脉支架

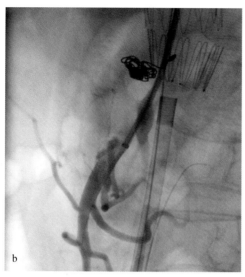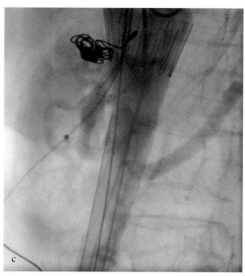

图3-3-5　释放肠系膜上动脉支架（续）

注：a.自左侧肱动脉入路将8F长鞘预置于肠系膜上动脉；b、c.释放肠系膜上动脉支架。

5.　自右侧股动脉植入Cuff（32mm-40mm，Gore）覆膜支架，远端平右侧肾动脉开口上方准确释放；沿上述Cuff支架远心端植入腹主动脉覆膜支架（38mm-38mm-80mm，Gore），支架近端不超过Viabahn支架上缘（图3-3-6）。

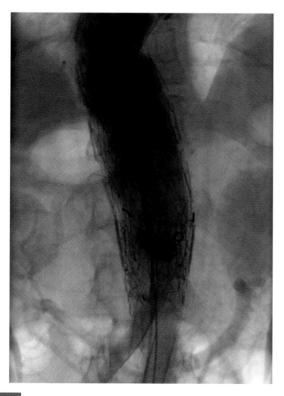

图3-3-6　覆膜支架沿Cuff支架远心端植入腹主动脉

6. 以 CODA 大动脉球囊扩张支架近远端以及支架各连接处，扩张完毕后造影：主动脉支架位置良好，肠系膜上动脉和双侧肾动脉、双髂动脉均通畅，未见内漏（图3-3-7）。

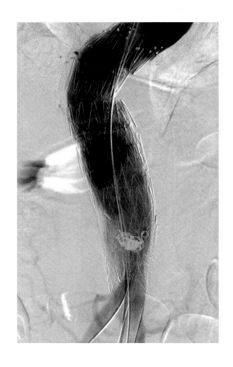

图3-3-7　术后造影见支架位置良好，未见内漏

7. 撤出输送鞘管，造影提示右髂外动脉造影剂外溢，遂立即使用大球囊阻断腹主动脉下段。立刻开腹，解剖右髂动脉，发现右髂外动脉部分破裂。取人工血管（8mm-40mm，Gore）行右髂-股动脉转流术。（图3-3-8）

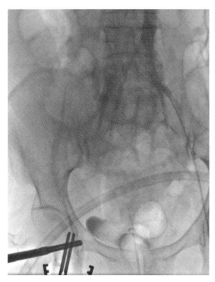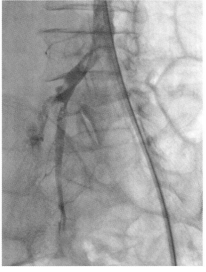

图3-3-8　撤出输送鞘管后造影提示右髂外动脉造影剂外溢

8．逐层关闭伤口，右腹股沟伤口置引流管。缝合器缝合左股动脉穿刺点，切开左肱动脉穿刺点，6-0血管缝线缝合肱动脉穿刺点。术中出血约1500ml，输红细胞4U，新鲜血浆400ml，自体血回输600ml。清点器械、纱布无误，安返病房。查体双侧足背动脉搏动满意，腹部包块搏动性明显减弱。

9．术后4年复查CTA（图3-3-9）。

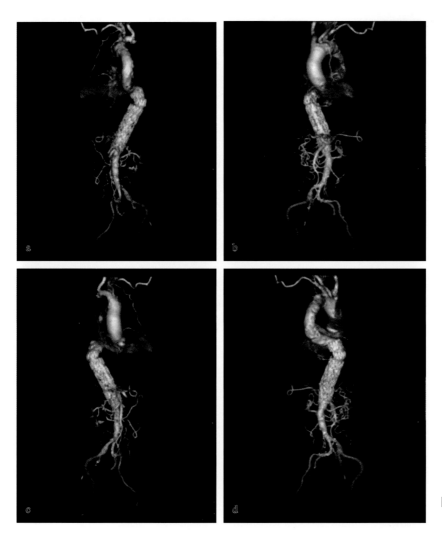

图3-3-9　术后4年CTA

病例4
累及腹腔干、肠系膜上动脉和肾动脉的胸腹主动脉瘤治疗

"八爪鱼"技术

● 主　诉

因腹主动脉瘤腔内修复术后10年，右侧肩胛下区不适7月入院。

● 现病史

患者，男，60岁，10年前体检发现腹主动脉瘤（瘤体约4.5cm~7cm），于外院行腹主动脉瘤腔内修复术（具体不详），术后顺利出院，未规律随诊。7月前出现右侧肩胛下区不适，复查主动脉CTA提示主动脉支架移位，胸腹主动脉瘤（图3-4-1）。

● 诊疗策略

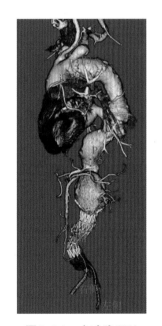

图3-4-1　主动脉CTA

该患者为腹主动脉瘤腔内修复术后，主动脉支架移位、胸腹主动脉瘤诊断明确，具有手术指征，术前应用药物控制患者血压及心率。根据CTA结果（图3-4-2），拟行胸腹主动脉瘤腔内修复术，腹腔干、肠系膜上动脉、双肾动脉重建术。

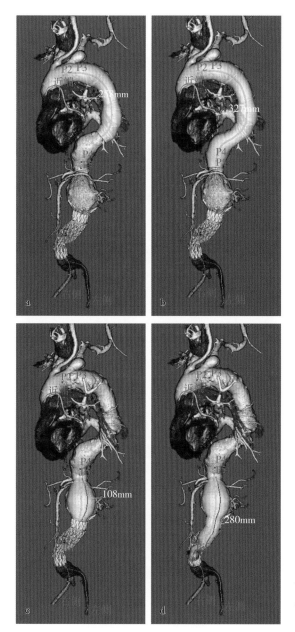

图3-4-2 术前胸腹主动脉CTA

注：a.左锁骨下动脉开口至相对正常部位胸主动脉长度；
b.左锁骨下动脉开口至瘤体近端长度；c.瘤体长轴长度；
d.瘤体近端至腹主动脉远端长度。

● 诊疗过程

1. 全麻，仰卧位。静脉肝素化。左锁骨下动脉穿刺两次，分别植入6F短血管鞘，导丝配
合导管上行达主动脉弓、升主动脉，交换植入8F长导管鞘。双股总动脉逆行穿刺植入导管
鞘，双股浅动脉近端顺行穿刺植入导管鞘，股总-股浅动脉导管鞘之间连接管连通以做远
端血运灌注。

2. 左股总动脉导管鞘植入 C2 导管配合导丝上行，达 T12 水平腹主动脉，进入肠系膜上动脉，留置导管作为标记。右股总动脉导管鞘植入标记导管，配合导丝上行达升主动脉，造影示：胸主动脉、腹主动脉、左锁骨下动脉开口处，双侧髂总动脉动脉瘤形成（图 3-4-3）。

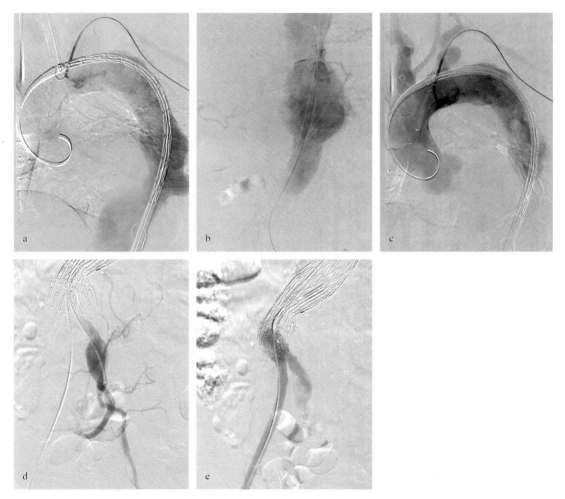

图 3-4-3　降主动脉、腹主动脉、左锁骨下动脉开口处、双侧髂总动脉造影

注：a. 降主动脉；b. 腹主动脉；c. 左锁骨下动脉开口处；d、e. 双侧髂总动脉动脉瘤形成。

3. 取覆膜支架（34mm-34mm-200mm，先健）于体外释放开约 2/3，按术前测量数据对应腹腔干、肠系膜上动脉、双肾动脉分别开窗共 4 个。取覆膜支架（7mm-150mm，Viabahn）截成 4 节，各自一端修剪后与开窗的覆膜支架缝合，其开口处以抓捕器头端显影导丝缝合固定做标记。再将支架回植入释放外鞘。

4. 自左锁骨下动脉鞘植入 MPA 导管，配合导丝沿降主动脉、腹主动脉下行，选入右髂总动脉-髂内动脉，于右髂内动脉主干植入弹簧圈行右髂内动脉栓塞（图 3-4-4）。

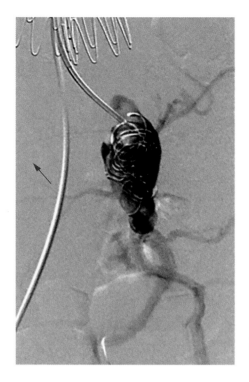

图3-4-4 使用弹簧圈栓塞右髂内动脉

5. 自右股总动脉鞘植入Lunderquist导丝，上行达升主动脉，自左锁骨下动脉开口以远依次植入覆膜支架（开窗）（40mm-32mm-200mm、36mm-32mm-160mm、34mm-34mm-200mm，先健）（图3-4-5）。

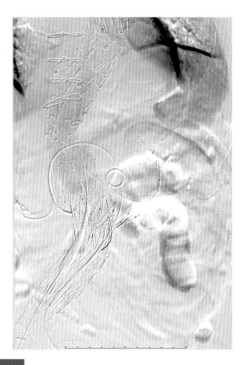

图3-4-5 依次植入三个覆膜支架

6. 自左锁骨下动脉两个动脉鞘分别植入MPA导管，配合导丝分别选入对应肾动脉的开窗分支支架，再分别选入双肾动脉，跨开窗分支支架与肾动脉之间植入覆膜支架：右覆膜支架（6mm-100mm，Viabahn）、左覆膜支架（6mm-150mm，Viabahn）。造影显示：支架位置好，双肾显影好（图3-4-6）。

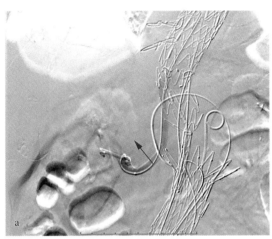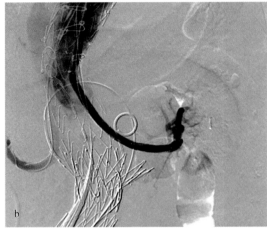

图3-4-6 植入双肾动脉开窗分支支架

注：a.右侧肾动脉分支支架；b.左侧肾动脉分支支架。

7. 再自左锁骨下动脉鞘植入MPA导管配合导丝，选入对应腹腔干的开窗分支支架，再选入腹腔干，植入覆膜支架（7mm-100mm，Viabahn），造影显示：支架位置好，腹腔干显影良好（图3-4-7）。

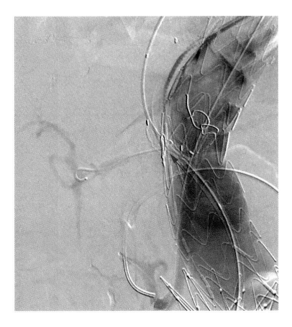

图3-4-7 植入腹腔干分支支架

8. 自右股总动脉鞘植入C2导管配合导丝选入对应肠系膜上动脉的开窗分支支架，尝试选入肠系膜上动脉，未果。遂于该分支支架出口处填塞弹簧圈行栓塞。再自左股总动脉鞘预置的C2导管内植入交换导丝，沿导丝植入长导管鞘，依次释放7mm-150mm、8mm-150mm覆膜支架（Viabahn）。于开窗覆膜支架与腹主动脉覆膜支架之间再植入覆膜支架（34mm-34mm-80mm，先健），于肠系膜上动脉的"烟囱"支架内再植入自膨支架（8mm-100mm，Cordis）（图3-4-8）。

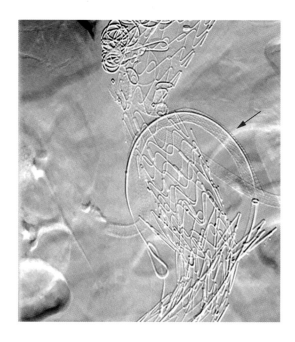

图3-4-8　植入多个肠系膜上动脉支架

9. 于右髂总-髂外动脉处植入覆膜支架髂支（16mm-12mm-80mm，Castor）。CODA球囊依次贴附支架连接处（图3-4-9）。

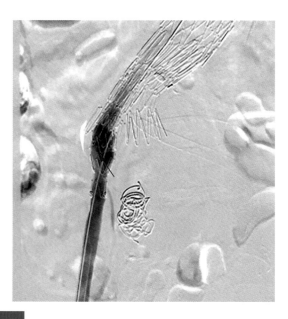

图3-4-9　植入覆膜支架髂支

10. 造影显示如图3-4-10。

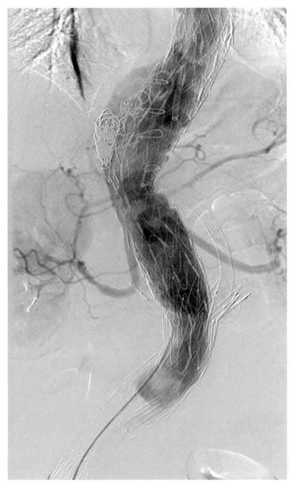

图3-4-10　术后主动脉造影
注：支架位置良好，各内脏动脉显影良好。

11. 撤去导丝、导管鞘，缝合关闭各穿刺点，创面确切止血，各置引流管一根，逐层缝合关闭切口，安返ICU病房。

12. 患者术后恢复良好，顺利出院。5个月后患者无明显诱因出现左腋下肋区痛，复查主动脉CTA示髂动脉增宽，复查DSA示左髂总动脉瘤形成，原第三个大支架的肠系膜上动脉分支动脉处可见内漏（图3-4-11）。

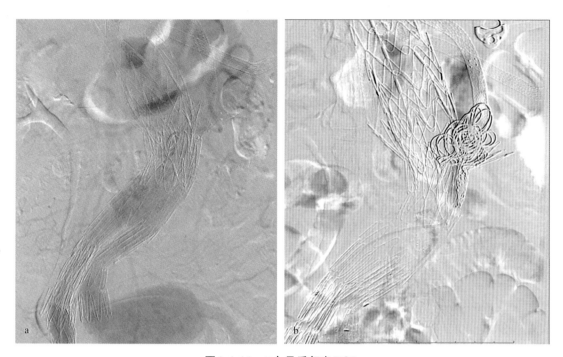

图3-4-11　5个月后复查DSA

注：a.左髂总动脉瘤形成；b.肠系膜上动脉分支动脉处可见内漏。

第4章
腹 主 动 脉

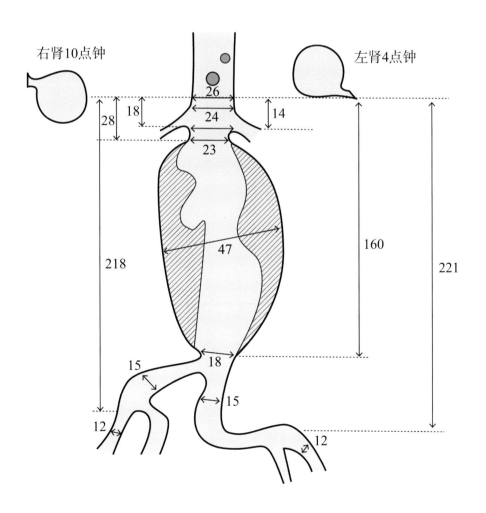

右肾10点钟

左肾4点钟

病例1
短瘤颈的腹主动脉瘤治疗

定制支架、腹主动脉腔内修复术＋双肾动脉支架植入术

● 主 诉

体检发现腹主动脉瘤1个月余。

● 病 史

患者，男，78岁，1个月余前患者体检腹部彩超发现上腹部包块，内见血流信号及搏动，考虑腹主动脉瘤。患者为进一步诊治，就诊于上级医院。查主动脉CTA示腹主动脉从双肾水平近双侧髂总动脉分支水平局限性扩张，较宽处约5.7cm-5.1cm，管壁不均匀增厚，较厚处约2.0cm，左侧髂内动脉近段见节段性钙化斑块，局部管腔狭窄25%～49%。否认发热、腹痛、腰背部疼痛、腹胀、恶心、呕吐、口腔溃疡、心悸、出汗等不适。患者同时患有高血压、冠心病。

● 诊疗策略

充分评估病情后，考虑患者腹主动脉瘤距离双肾动脉距离过短，常规腔内修复术难以得到良好效果，同时患者高龄，患有高血压、冠心病，开放手术风险极高，体外"开窗"恐难以根治等问题。充分与患者及家属交代病情，拟行定制支架腹主动脉腔内修复术（endovascular aneurysm repair，EVAR）。根据CTA所做的手绘测量设计（图4-1-1）。

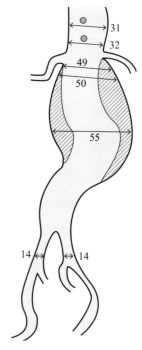

图4-1-1 根据CTA所做的短瘤颈腹主动脉瘤手绘测量设计
注：图中单位为mm。

● 诊疗过程

1. 全麻，仰卧位，术野常规消毒铺巾。逆行穿刺双股动脉，植入8F导管鞘，造影确认穿刺点位于股总动脉后，分别预埋2把缝合器，再重新植入10F导管鞘。静脉肝素化；导丝引导下分别将猪尾导管、金标猪尾导管经双股动脉鞘植于T12水平；造影示近肾腹主动脉瘤形态与CTA基本相同，肠系膜上动脉、双肾动脉及双侧髂内动脉显影良好，左侧髂内动脉开口中度狭窄，双侧髂总及髂外动脉扭曲（图4-1-2）。

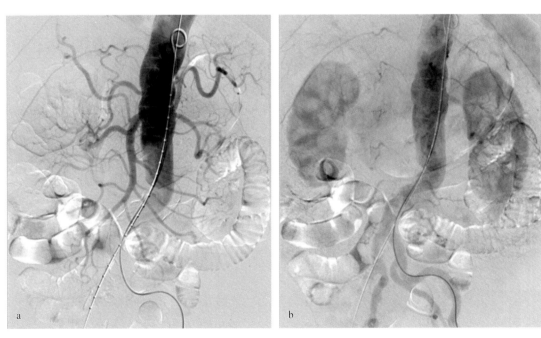

图4-1-2　术中支架释放前造影
注：a.内脏动脉显影良好；b.双侧髂总及髂外动脉扭曲。

2. 按术前设计自右股动脉置换超硬导丝，沿导丝进入近端主体（ZFEN-P-2-36-122，COOK），定位双肾动脉开口释放；经右股动脉入路导管造影见肠系膜上动脉、双肾动脉显影同前。左股动脉置换22F导管鞘（GORE），分别进入两根8F短导管鞘，导丝导管配合分别经这两根短鞘选择近段主体开窗口并选入左、右侧肾动脉且置换长鞘；准确定位后于左侧肾动脉释放球扩支架1枚（7mm-17mm，Boston Scientific Express LD），于右侧肾动脉释放覆膜支架1枚（6mm-25mm，GORE VIABAHN）。复查造影：双肾动脉支架、位置形态良好，支架内及远端动脉、双肾显影同前（图4-1-3）。

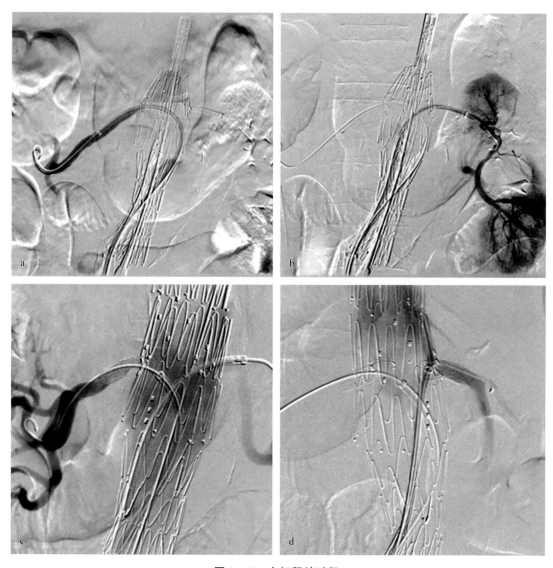

图4-1-3　支架释放过程

注：a.进入主体；b.分别于左右肾进入短鞘置换长鞘；c.右侧肾动脉放覆膜支架1枚；d.左侧肾动脉释放球扩支架1枚。

3. 经左股动脉超硬导丝进入远端分支主体（ZFEN-D-16-45-94，COOK），主体短臂定位腹主动脉分叉上方、长臂远端定位右侧髂内、髂外动脉上方释放。导丝配合导管自左侧股动脉选择进入分支主体短臂，交换为超硬导丝，植入左侧髂支（TFLE-16-39-ZT，COOK）、（TFLE-16-56-ZT，COOK）接驳主体短臂释放，远端位于髂内、髂外动脉开口处。（图4-1-4）

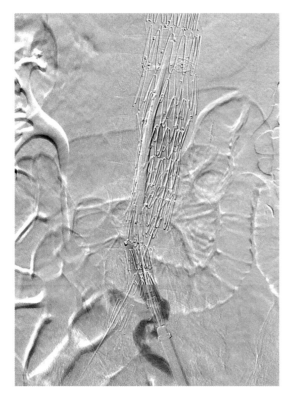

图 4-1-4 释放覆膜支架主体
注：主体短臂定位腹主动脉分叉上方、长臂远端定位右侧髂内、髂外动脉上方释放。

4．以CODA大动脉球囊扩张支架近远端及支架各连接处，复查造影：主动脉及双肾动脉支架位置、形态良好，肠系膜上动脉和双侧肾动脉通畅；瘤体隔绝良好，双侧髂支走行顺畅，未见明显成角，流速满意（图4-1-5）。

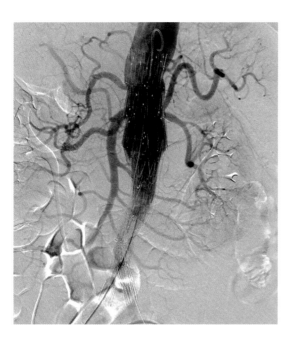

图 4-1-5 定制支架＋双肾动脉支架释放后造影
注：主动脉及双肾动脉支架位置、形态良好，肠系膜上动脉和双侧肾动脉通畅。

5. 撤出导管鞘及输送导管，收紧双股动脉预埋缝线；穿刺点局部加压包扎。

6. 术毕，清点器械、纱布无误，手术顺利，术中出血不多，未输血，术后患者安返ICU病房。查体双侧足背动脉搏动可触及。

病例2
短瘤颈的腹主动脉瘤治疗

预开窗腹主动脉腔内修复术＋双肾动脉支架植入术

● 主　诉

腰背部疼痛伴间歇性发热4月余。

● 病　史

患者，男，69岁，患者4个多月前无明显诱因出现腰背部疼痛，同时伴轻度腹痛及里急后重感，无明显发热。2周后患者出现发热，开始发作时为低热，渐进为高热，体温最高达38.8℃，偶伴寒战，同时间断出现恶心、呕吐症状，呕吐物为胃内容物，遂就诊。查布氏菌凝集试验：BST（＋）。主动脉CTA示腹主动脉下段不规则动脉瘤形成，管壁增厚，伴感染。腹主动脉-右侧肾动脉起始处交界区动脉瘤形成；主动脉及其分支动脉粥样硬化性改变、管腔不规则；左侧髂内动脉闭塞可能；降主动脉内侧缘龛影样小突起，穿透性溃疡不除外。门诊检查后考虑患者诊断为布鲁氏菌病，腹主动脉假性动脉瘤（图4-2-1）。

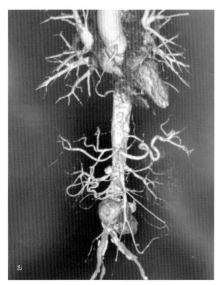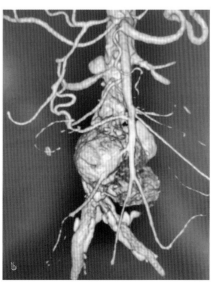

图4-2-1　腹主动脉
假性动脉瘤术前CTA

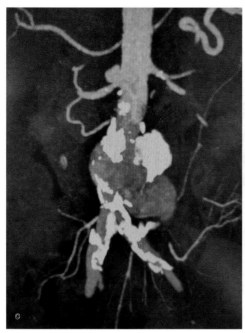
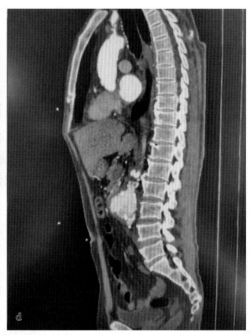

图 4-2-1　腹主动脉假性动脉瘤术前 CTA（续）

注：a、b.腹主动脉－右侧肾动脉起始部交界区管腔向外侧瘤样凸起，瘤颈约1.4cm，高约1cm；c、d.腹主动脉下段动脉瘤形成，累及长度约4.2cm，上缘距右侧肾动脉开口处约2.9cm。

● 诊疗策略

考虑患者诊断为布鲁氏菌病，腹主动脉假性动脉瘤，给予万古霉素1g/12h静脉输液，头孢曲松钠2g/d静脉输液，环丙沙星（西普乐）200ml/12h静脉输液，经抗感染治疗10天后患者未再出现发热、寒战，同时腹痛及腰背部疼痛明显好转。经科室讨论，患者腹主动脉瘤行腔内隔绝治疗较为复杂，计划使用定制支架治疗。充分与患者及家属交代病情后，计划行定制支架手术治疗。（图4-2-2）。

● 诊疗过程

1. 全麻，仰卧位，左上肢及双侧腹股

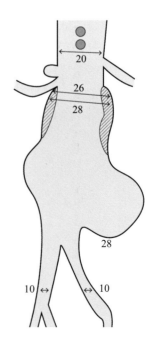

图 4-2-2　根据 CTA 所做的腹主动脉假性动脉瘤手绘测量设计

注：图中单位为mm。

沟常规消毒铺巾。逆行穿刺双股动脉，植入8F导管鞘，造影确认穿刺点位于股总动脉后，分别预埋2把缝合器，再重新植入10F导管鞘；逆行穿刺左肱动脉，植入导管鞘。

2. 静脉肝素化；导丝、猪尾导管配合自左肱动脉入路下行至腹主动脉T12水平，置换长导管鞘；导丝引导下分别将猪尾导管、金标猪尾导管经双股动脉鞘置于T12水平；造影示：腹主动脉与右侧肾动脉开口交界处管腔向外突起形成动脉瘤，瘤体最大径1.5cm；肾下腹主动脉瘤，瘤体最大径约5cm，形态与CTA基本相同，肠系膜上动脉、右侧肾动脉显影良好，左侧肾动脉中段轻度狭窄，右肾显影较对侧慢，灌注差；左侧髂内动脉近端未见显影，右侧髂内动脉中－重度狭窄（图4-2-3）。

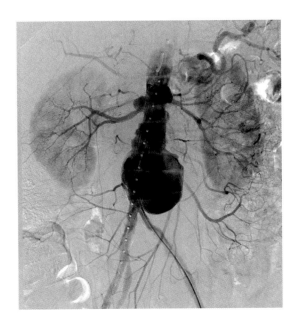

图4-2-3 术中腹主动脉术中测量导管造影
注：肾下腹主动脉瘤，瘤体最大径约5cm，左侧髂内动脉近端未见显影，右侧髂内动脉中－重度狭窄。

3. 按术前设计自右股动脉超硬导丝进入近端主体（ZFEN-P-2-24-94，COOK），定位双肾动脉开口释放；经肱动脉入路导管造影见双肾动脉显影同前（图4-2-4）。左股动脉置换18F导管鞘（GORE），分别进入6F、7F短导管鞘，导丝导管配合分别经这两根短鞘选择近段主体开窗口并选入左、右侧肾动脉且置换长鞘（其中选择进入右侧肾动脉时较困难，以球囊、选择导管配合导丝跟进等方式成功选入）；准确定位后于左侧肾动脉释放球扩支架1枚（6mm-17mm，Boston Scientific Express LD），于右侧肾动脉释放覆膜支架1枚（6mm-25mm，GORE VIABAHN）（图4-2-5），尝试于右侧肾动脉覆膜支架内放置球扩支架1枚（6mm-17mm，Boston Scientific Express LD），但无法跟进，遂放弃。

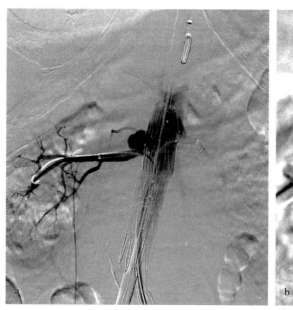
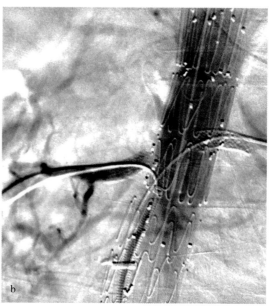

图4-2-4 植入右侧肾动脉支架

注：a.定位右侧肾动脉；b.右侧肾动脉支架植入后造影。

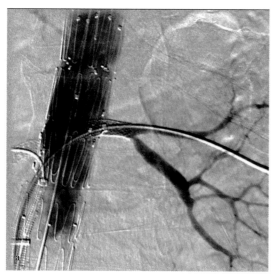
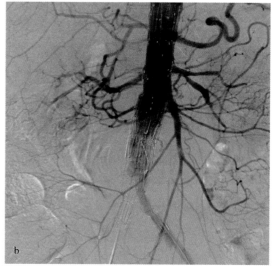

图4-2-5 植入左侧肾动脉支架

注：a.左侧肾动脉支架植入后造影；b.双肾动脉支架植入后造影。

4. 取远端分支主体（ZFEN-D-12-45-76，COOK）于体外释放，减掉1节后重新装入输送鞘内，经右侧股动脉超硬导丝进入此主体，主体短臂定位腹主动脉分叉上方释放。导丝配合导管自左侧股动脉选择进入分支主体短臂，交换为超硬导丝，植入左侧髂支（TFLE-12-56-ZT，COOK）接驳主体短臂释放（图4-2-6）。

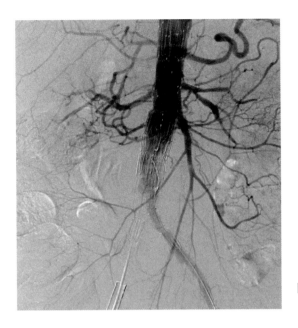

图4-2-6　植入左侧髂支后造影

5. 以CODA大动脉球囊扩张支架近远端及支架各连接处。复查造影示：主动脉及双肾动脉支架位置、形态良好未见明显成角，流速满意（图4-2-7）。

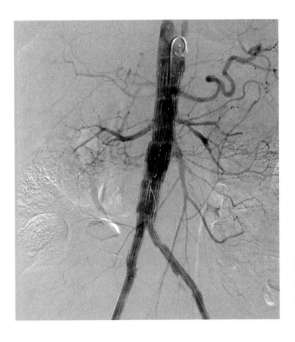

图4-2-7　手术完成后造影

注：肠系膜上动脉和双侧肾动脉通畅；瘤体隔绝良好，双侧髂支走行顺畅。

6. 撤出导管鞘及输送导管，收紧双股动脉预埋缝线；左肱动脉穿刺点压迫止血；各穿刺点局部加压包扎。术毕，清点器械、纱布无误，手术顺利，术中出血不多，未输血，安返病房。查体双侧足背动脉搏动可触及。

7. 术后6个月复查腹主动脉CTA（图4-2-8）。

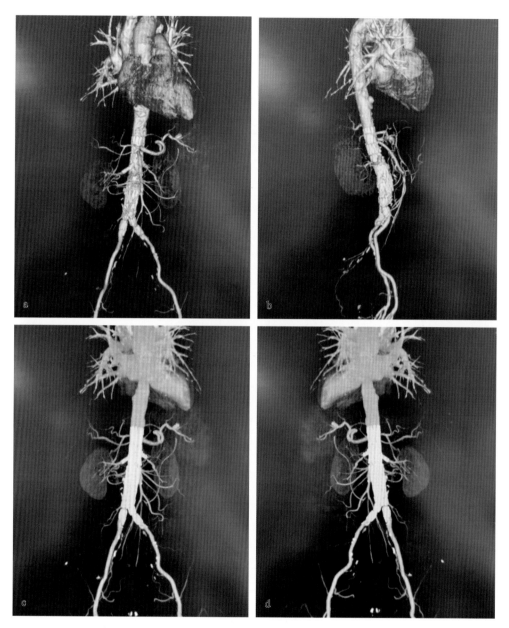

图4-2-8　术后6个月复查腹主动脉CTA

注：可见腹主动脉支架形态良好，腹腔干、肠系膜上下动脉、双肾动脉无内漏。

病例3
短瘤颈的腹主动脉瘤治疗

"开窗"术

● **主　诉**

因体检发现腹主动脉瘤4年入院。

● **病　史**

患者，男，74岁，4年前体检时发现腹主动脉瘤，后自觉平卧位时肿物搏动感逐渐加强。查体：腹部偏左可触及直径约5cm搏动性包块。当地医院行主动脉CTA提示腹主动脉下段动脉瘤，动脉瘤直径51mm、双侧肾动脉未见明显狭窄受累，腹腔干、肠系膜上动脉、肠系膜下动脉及双侧髂总动脉未见明显狭窄（图4-3-1）。

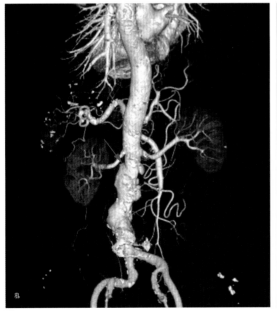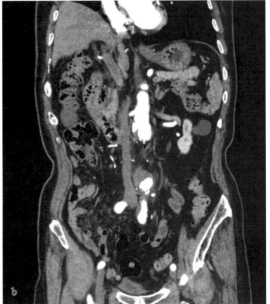

图4-3-1　术前评估腹主动脉CTA

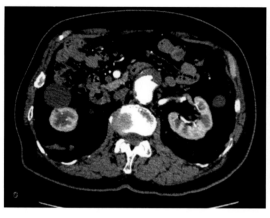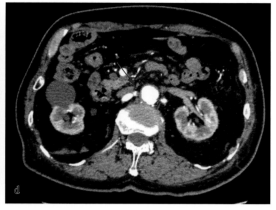

图4-3-1　术前评估腹主动脉CTA（续）

注：a.可见腹主动脉管腔局部瘤样扩张（箭头处）；b.冠状位示瘤颈较短；c、d.轴位可见腹主动脉瘤样扩张起始部紧邻肾动脉开口处，瘤颈较短。

● 诊疗策略

该患者肾下腹主动脉瘤诊断明确，具有EVAR手术指征，术前应用药物控制血压及心率。根据CTA结果，肾动脉下方瘤颈长不足1cm，近端锚定区长度不足，拟行腹主动脉瘤腔内修复术，配合双肾动脉开窗支架植入术。根据CTA所做的手绘测量设计（图4-3-2）。

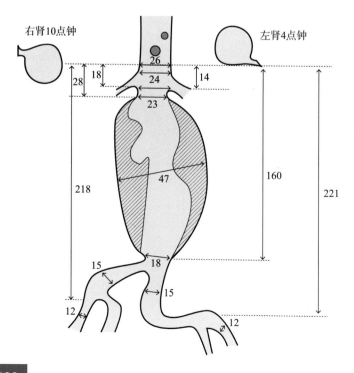

图4-3-2　根据CTA所做的肾下腹主动脉瘤手绘测量设计

注：图中单位为mm。

● 诊疗过程

1. 全麻，仰卧位。静脉肝素化。分别逆行穿刺双侧股总动脉，预埋两把缝合器，重新植入10F导管鞘；逆行穿刺左侧肱动脉，植入导管鞘。引入造影导管至双肾动脉上方，造影示：肾下腹主动脉，瘤体最大直径5cm；肾动脉下方瘤颈长不足1cm，形态略呈锥形；左髂内动脉未见显影、对侧通畅；双侧髂动脉入路未见明显狭窄（图4-3-3）。

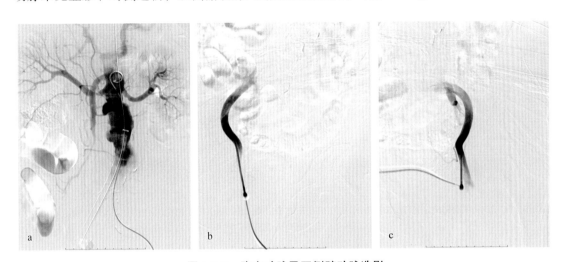

图4-3-3 腹主动脉及双侧髂动脉造影

注：a.示肾下腹主动脉瘤；b.右侧髂内动脉未见显影；c.左侧髂内动脉通畅。

2. 自左侧肱动脉进入90cm长鞘至肾动脉开口上方。术中修剪支架主体：根据CTA和DSA影像结果，双肾动脉解剖结构，于主体近端相应位置开窗，并将抓捕器头端缝合于边缘作为标记。自左股动脉进入主体（Excluder 311413，GORE），定位双肾动脉及主体开窗位置，平双肾动脉开口半释放主体近端（图4-3-4）。

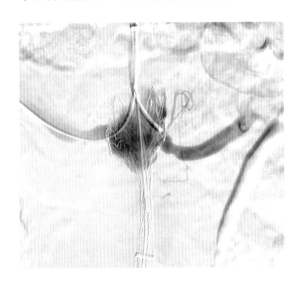

图4-3-4 平双肾动脉开口半释放主体近端

3. 自左侧肱动脉长鞘引入导丝导管，经主体开窗部位选择进入右侧肾动脉，置换为覆膜支架（8mm-50mm，GORE）。释放支架主体直至短臂打开，同时释放右侧肾动脉覆膜支架，近端位于主体内1cm（图4-3-5），再以球囊（5mm-40mm，Armada）行后扩张。

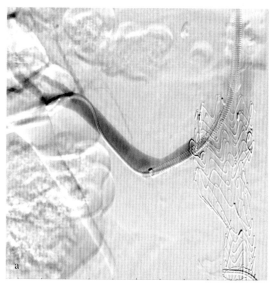
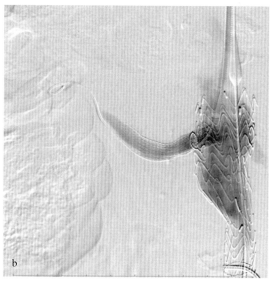

图4-3-5 右侧肾动脉覆膜支架植入

注：a.导丝及输送鞘须置于右侧肾动脉内；b.释放支架。

4. 自左侧肱动脉长鞘引入导丝导管，经主体开窗部位选择进入左侧肾动脉，球囊（sterling 4mm-40mm）辅助下引入长鞘，并置换为覆膜支架（Viabahn 6mm-50mm，GORE），释放左侧肾动脉覆膜支架，近端位于主体内1cm（图4-3-6），再以球囊（5mm-40mm，Armada）行后扩张。

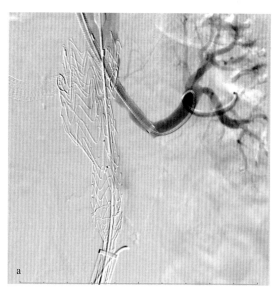
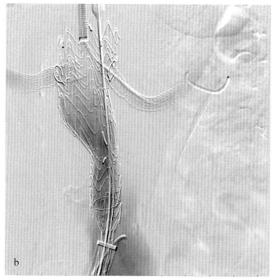

图4-3-6 左侧肾动脉覆膜支架植入

注：a.导丝及输送鞘预置于左侧肾动脉；b.释放支架。

5. 植入左侧髂支（161400，GORE），支架接驳主体短臂3节准确释放（图4-3-7）。

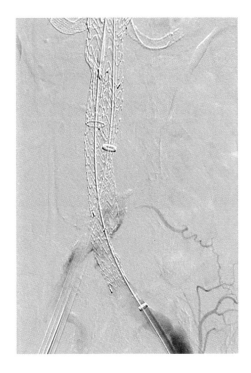

图4-3-7　定位后植入左侧髂支
注：支架远端位于左侧髂外动脉。

6. 植入右侧髂支（181200，GORE）（图4-3-8）。

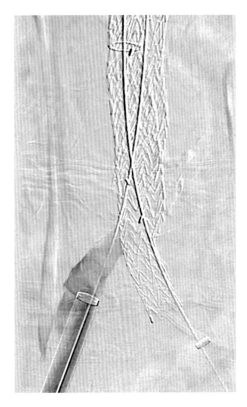

图4-3-8　定位后植入右侧髂支
注：支架远端位于右侧髂内外动脉分叉上方。

7. 以CODA大动脉球囊扩张支架近端、双侧髂支远端以及支架各连接处，扩张完毕后造影示：主动脉支架近端位置良好，肠系膜上动脉和双侧肾动脉、右侧髂内动脉均通畅，未见明显内漏（图4-3-9）。

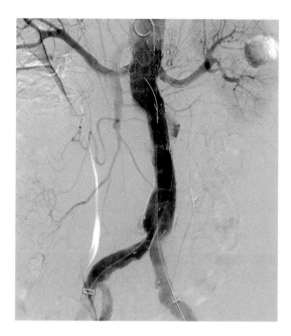

图4-3-9　术后再次腹主动脉造影

注：支架形态良好，肠系膜上、双侧肾、右侧髂动脉均通畅，未见明显内漏。

8. 撤出输送导管，收紧双侧股动脉穿刺口预埋缝线，左侧肱动脉加压止血。手术过程顺利，患者生命体征平稳，术后安返病房。

9. 术后6个月腹主动脉CTA，可见腹主动脉真腔通畅，腹腔干、肠系膜上下动脉、双肾动脉良好（图4-3-10）。

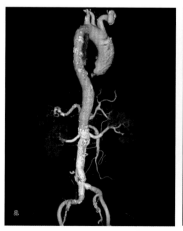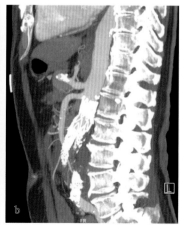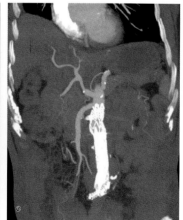

图4-3-10　术后6个月腹主动脉复查CTA

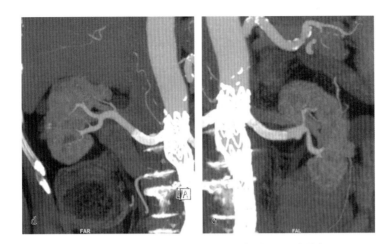

图4-3-10 术后6个月腹主动脉复查CTA（续）

注：a.腹主动脉真腔通畅；b、c.腹腔干动脉、肠系膜上下动脉；d、e.双肾动脉通畅，未见明显内漏。

病例4
短瘤颈的腹主动脉瘤治疗

腹主动脉腔内修复术＋双肾"开窗"术

● **主　诉**

发现腹部搏动性包块7年，腹痛两周。

● **病　史**

患者，男，72岁，患者7年前偶然发现中下腹搏动性包块，无腹痛、腰背痛，未重视。2周前自觉搏动性包块较前略增大，伴阵发左下腹隐痛，疼痛向腰背部放射，持续时间1～2小时，休息可自行缓解。于当地医院查超声示可疑腹主动脉瘤。进一步完善主动脉CTA检查提示：腹主动脉瘤样扩张，瘤体最宽处内径约为57mm，累及长度约为106mm；周围可见环形低密度附壁血栓。

● **诊疗策略**

该患者腹主动脉瘤诊断明确，腹主动脉瘤位置接近肾脏，为保护分支动脉血流灌注，需要对双肾动脉进行开窗手术。

● **诊疗过程**

1. 全麻仰卧位，于双侧腹股沟韧带上方约1cm处分别做斜行切口，暴露股总动脉。直视下穿侧双侧股总动脉，植入8F导管鞘，同时穿刺双侧肱动脉成功后分别植入6F导管鞘备用。自左股动脉送入金标猪尾导管，连接高压注射器造影（图4-4-1）。

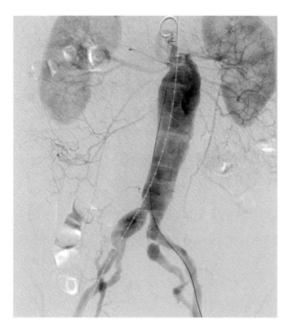

图4-4-1　术前评估腹主动脉造影

注：可见肾动脉水平胸腹主动脉瘤，瘤体最大直径约5.5cm，肠系膜上动脉、腹腔干未累及、血流通畅，近端腹主动脉形态尚规则，左侧肾动脉稍高，右髂总动脉呈瘤样扩张。

2. 取主动脉覆膜支架（EXCLUDER，RLT281412，GORE）按术前预订测量位置开窗两处，直径约6mm，同时取圈套器头部分别以CV-7缝合固定于开窗部位以备术中定位。完成后重新回收至大鞘内（18F，GORE）。

3. 自右股动脉引入支架主体，远端定位于肠系膜上动脉开口上方后半释放支架。经支架开窗处向左侧肾动脉引入球扩支架（6mm-37mm，Boston Scientific），向右侧肾动脉引入覆膜支架（Viabahn 6mm-50mm，GORE）（图4-4-2）。

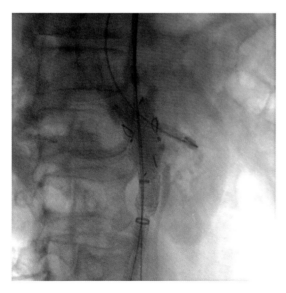

图4-4-2　经预开窗处选择双侧肾动脉，并分别植入支架

4. 释放主体至主体支架短臂打开，自左侧股动脉植入髂支（PXC181400，Excluder，

GORE）接驳主体短臂后完全释放支架主体（图4-4-3）。

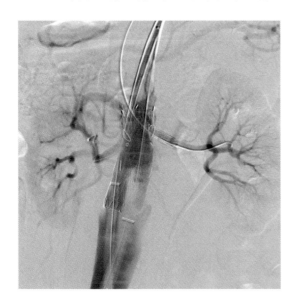

图4-4-3　完全释放支架主体后，左侧接驳髂支

5. 自右股动脉引入右侧髂支（GORE，PLC231000，Excluder）接驳主动脉主体长臂后释放。

6. 以CODA大动脉球囊扩张支架近端、髂支远端及支架各连接处，扩张完毕后造影示：主动脉支架近端位置良好，肠系膜上动脉和双侧肾动脉、双髂内动脉均通畅，未见明显内漏（图4-4-4）。

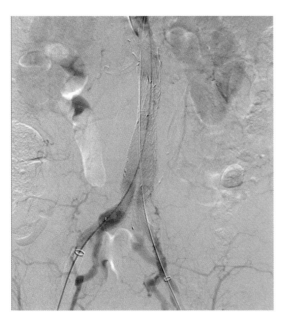

图4-4-4　CODA：球囊扩张完毕后造影
注：腹主动脉支架形态良好，未见内漏。

7. 撤出双侧股动脉输送导管，双侧股动脉穿刺口连续缝合，逐层关闭伤口，内置引流管各一根，无菌敷料覆盖包扎。撤出双侧肱动脉导管鞘，加压包扎安返病房。

病例5
短瘤颈的腹主动脉瘤治疗

腹主动脉腔内修复术＋术中打胶

● **主　诉**

因发现胸腹主动脉瘤1天入院。

● **病　史**

患者，男，70岁，1天前因冠脉支架术后复查就诊于心脏内科，胸腹部CTA提示腹主动脉瘤合并瘤内血栓形成（图4-5-1），瘤体最大直径6.4cm。无胸痛、腹痛、腹胀、恶心、发热等不适症状。

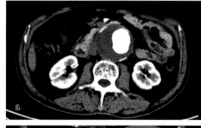
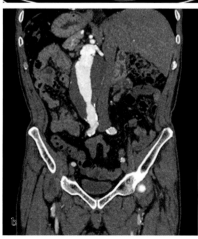
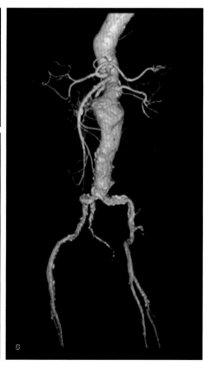

图4-5-1　胸腹部CTA
注：a、b.可见腹主动脉瘤腔内血栓形成；c.可见双侧肾动脉距腹主动脉瘤距离近，瘤径短小于1cm。

● 诊疗策略

该患者腹主动脉诊断明确，具有EVAR手术指征，术前应用药物控制血压及心率。根据CTA结果，左侧肾动脉距离腹主动脉瘤距离＜1cm，瘤颈约5mm，因此该患者的近端锚定区并不理想。术前方案A：紧贴肾动脉开口植入腹主动脉支架，预置导管，出现内漏使用弹簧圈或打胶，封闭漏口。方案B：紧贴腹腔干植入腹主动脉支架，距离覆膜支架上端10mm处开窗重建肠系膜上动脉，双烟囱技术重建双侧肾动脉。方案B手术技术稍复杂，分支支架及烟囱支架的远期通畅率也并不高，考虑患者的远期获益情况及内漏风险，遂最终选择方案A为首选方案，若仍出现内漏情况，再改用B方案，加用Cuff并重建肾动脉和肠系膜上动脉。根据CTA所做的手绘测量设计（图4-5-2）。

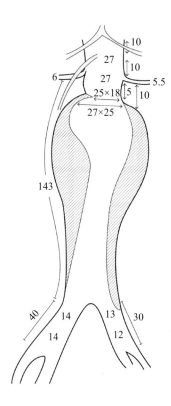

图4-5-2　根据CTA所做的腹主动脉瘤手绘测量设计
注：图中单位为mm。

● 诊疗过程

1. 全麻，平卧位。暴露双侧腹股沟，做双侧腹股沟纵切口，游离股总动脉，血管阻断带套绕股总动脉，直视状态下穿刺双侧股总动脉并植入8F血管鞘，右侧送入猪尾导管，然后更换Lunderquist导丝，将导丝头端置于降主动脉起始部，左侧送入黄金标记造影导管至腹主动脉上段，连接高压注射器造影（图4-5-3）。

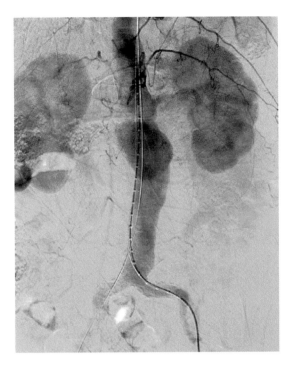

图4-5-3 经猪尾导管行腹主动脉造影

注：可见瘤颈较短。肾下形腹主动脉瘤，瘤颈较短。

2. 直视下穿刺左侧股动脉植入5F血管鞘，将VER导管头端置于左侧肾动脉开口以下的腹主动脉，根据测量结果，于右侧送入腹主动脉支架主体（36mm-16mm-145mm，Medtronic）。造影定位于左侧肾动脉开口，释放主体支架，使支架覆膜部上端位于左侧肾动脉开口下方（图4-5-4）。

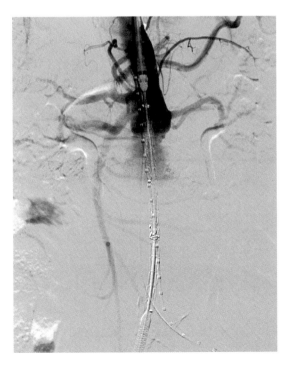

图4-5-4 主体释放前造影明确肾动脉开口位置

注：紧贴左侧肾动脉开口下方植入腹主动脉支架主体。

3. 主体释放后导管，选择覆膜支架，更换猪尾造影导管，明确位于主体支架内更换 Lunderquist导丝，导丝头端置于降主动脉起始部，送入髂支（16mm-16mm-120mm，Medtronic）。使其上段与覆膜支架主体部分重叠连接（图4-5-5）。

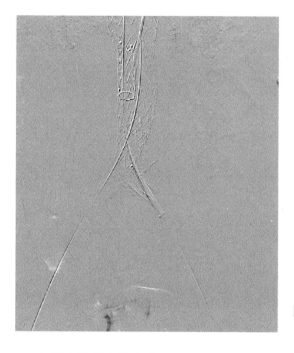

图4-5-5　支体释放后送入左侧髂支

4. 右侧入路送入髂支（16mm-16mm-120mm，Medtronic），释放支架，上段与覆膜支架主体部分重叠相连，下端定位于右侧髂内动脉开口以上（图4-5-6、图4-5-7）。

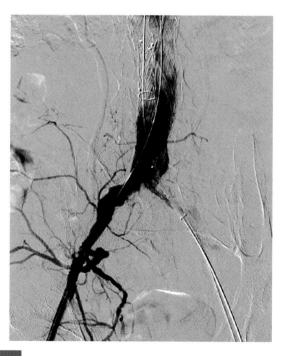

图4-5-6　造影定位右侧髂支释放位置

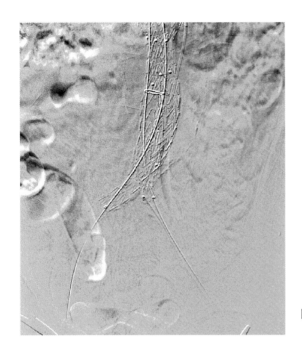

图4-5-7　完全释放右侧髂支

5. 考虑左侧髂动脉覆膜支架覆盖范围不足，左侧入路送入髂支支架（16mm-16mm-95mm，Medtronic），定位准确后释放，使其下端定位于左侧髂内动脉开口以上（图4-5-8）。

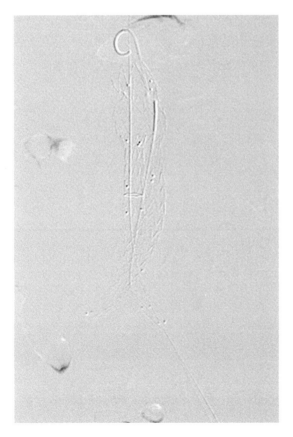

图4-5-8　再次释放左侧髂支

6. 送入CODA球囊（COOK），扩张主体支架及支架连接处。送入猪尾造影导管，造影提示支架形态良好，近段可见少量Ⅰ型内漏（图4-5-9）。

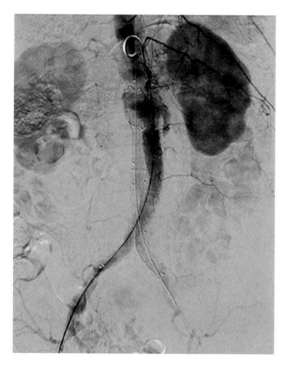

图4-5-9 造影提示腹主动脉支架近端可见少量Ⅰ型内漏

7. 调整VER导管位置，使其位于瘤体上端与覆膜支架相接处，送入CODA球囊，于覆膜支架上端以上阻断腹主动脉血流，经VER导管注射外用冻干人纤维蛋白粘合剂共两支（图4-5-10）。

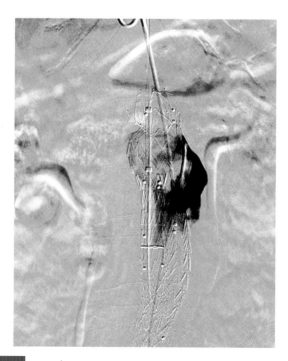

图4-5-10 注入外用冻干人纤维蛋白粘合剂过程

8. 术后再次造影示：腹主动脉通畅，支架形态良好，未见明显内漏，撤除导丝导管血管鞘，缝合股动脉穿刺点（图4-5-11）。

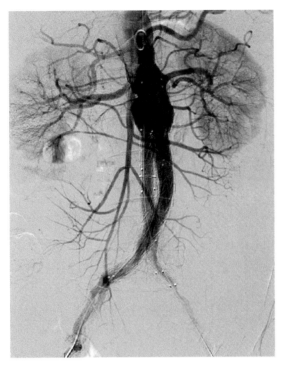

图4-5-11 打胶后造影
注：见腹主动脉通畅，支架形态良好，未见明显内漏、双肾动脉、肠系膜上动脉通畅。

9. 出院前复查CTA如图4-5-12。

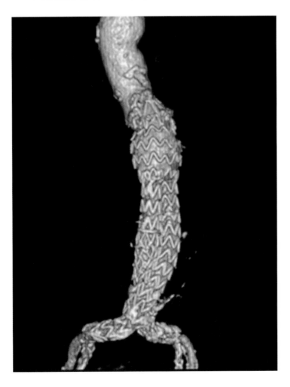

图4-5-12 术后7天复查腹主动脉CTA
注：可见支架形态良好，腹主动脉通畅，支架近端未见明显内漏。

141

病例6
瘤颈扭曲合并肾动脉狭窄的腹主动脉瘤治疗

腹主动脉腔内修复术＋肾动脉支架植入术

● **主　诉**

因发现腹部搏动性肿物4个月入院。

● **病　史**

患者，男，80岁，于4月前无意中摸到腹部一搏动性肿物，大小约3cm×4cm，无红肿热痛，表面皮温不高，无压痛，与周围组织无粘连，皮肤无破溃。后肿物进行性增大。查体中下腹可扪及一搏动性肿物，大小约6cm×7cm，无红肿，表面皮温不高，无破溃。腹主动脉CTA（图4-6-1）提示腹主动脉中远段真性梭形动脉瘤并瘤内血栓形成，瘤体最大直径

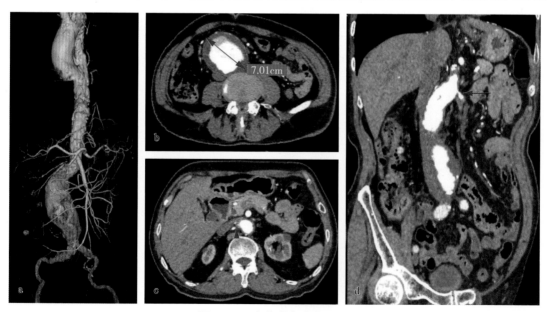

图4-6-1　术前腹主动脉CTA

注：a.可见肾下腹主动脉，瘤颈迂曲；b.示腹主动脉内血栓形成，最宽直径约7cm；c.中可见右侧肾动脉近端（红色三角）闭塞；d.见左侧肾动脉（红色箭头）起始处重度狭窄。

约7cm，瘤颈严重迂曲；左侧肾动脉开口重度狭窄，右侧肾动脉闭塞，右侧髂内动脉闭塞，左侧髂内动脉重度狭窄。分肾功能提示双肾功能重度受损（图4-6-2）。

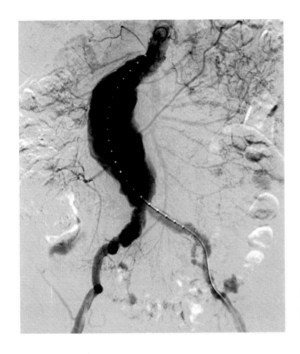

图4-6-2　经猪尾测量导管造影
注：可见腹主动脉迂曲扩张。

● 诊疗策略

该患者腹主动脉瘤诊断明确，具有EVAR手术指征。既往慢性肾功能不全病史，术前CTA提示右侧肾动脉闭塞，左侧肾动脉狭窄，分肾功能检查提示双侧肾功能重度受损。术前应用药物保护肾功能。根据CTA结果，腹主动脉瘤瘤颈迂曲成角约140°，左侧肾动脉狭窄，右侧肾动脉闭塞，主动脉瘤近端锚定区不理想，出现内漏可能性大，必要时需在近端加用Cuff，但会覆盖肾动脉，需先行左侧肾动脉"烟囱"支架，以保护肾动脉。此患者腹主动脉瘤腔内大量血栓形成，术中易出现血栓脱落致动脉下肢动脉栓塞。

● 诊疗过程

1. 全麻，仰卧位。暴露双侧腹股沟及左上肢。于双侧腹股沟做纵切口，暴露股总动脉。直视下分别穿刺双侧股总动脉，植入8F血管鞘。经左侧股动脉处送入黄金标记造影导管，连接高压注射器造影（图4-6-3），确认腹主动脉瘤诊断。

2. 造影明确左侧肾动脉起始部重度狭窄，右侧肾动脉起始部重度狭窄，肾动脉主干纤细（图4-6-3）。

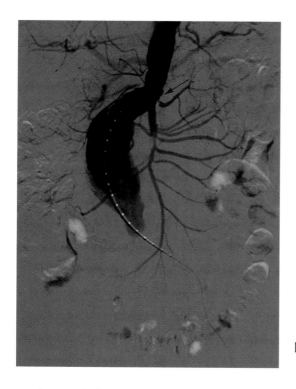

图4-6-3　左侧肾动脉造影

3.　与家属交代肾动脉支架相关情况后，决定先行左侧肾动脉支架植入术。应用导丝导管技术选择左侧肾动脉，送入0.014导丝，通过狭窄病变，将导丝头端置于肾动脉远端（图4-6-4a），然后送入球囊（4mm-40mm，COOK），扩张左侧肾动脉狭窄病变（图4-6-4b）。送入肾动脉支架（5mm-18mm，PALMAZ Blue），于狭窄病变处释放（图4-6-4c）。再次造影示：狭窄病变解除，支架形态良好（图4-6-4d）。

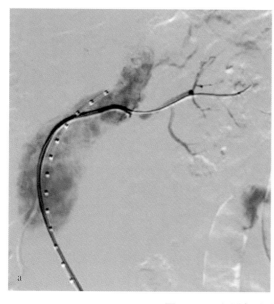
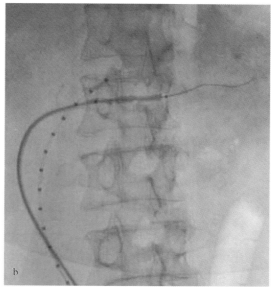

图4-6-4　左侧肾动脉成形术＋支架植入术

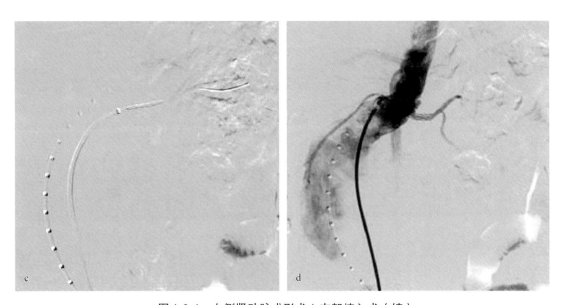

图 4-6-4　左侧肾动脉成形术＋支架植入术（续）

注：a. 导丝进入左侧肾动脉（库克）；b、c. 送入支架、定位后释放；d. 造影示左侧肾动脉狭窄解除。

4. 从右侧股动脉送入 Lunderquist 导丝，将导丝头端置于降主动脉起始部，然后更换血管鞘为 Gore 长鞘，然后送入腹主动脉支架主体（31mm，GORE EXCLUDER）（图 4-6-5a），定位后部分释放主体，造影示存在明显内漏（图 4-6-5b）。应用 CODA 球囊扩张主体上端（图 4-6-5c），效果不理想（图 4-6-5d）。

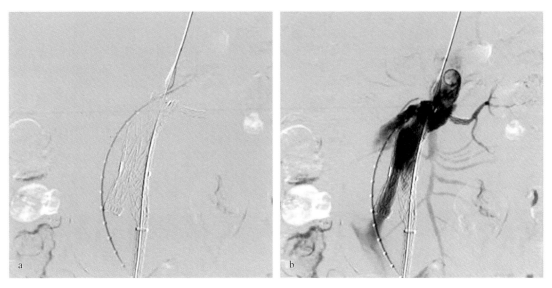

图 4-6-5　腹主动脉覆膜支架主体植入术＋近端锚定区球囊扩张术

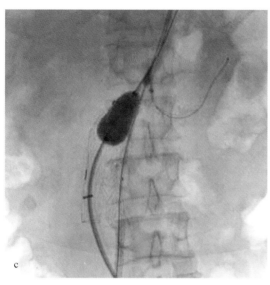
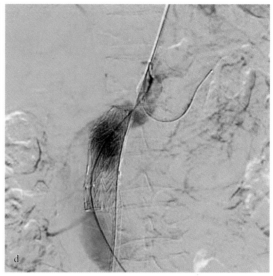

图4-6-5　腹主动脉覆膜支架主体植入术＋近端锚定区球囊扩张术（续）

注：a.送入覆膜支架主体；b.部分释放主体，造影见Ⅰ型内漏；c.CODA球囊扩张；d.造影示残余内漏。

5. 经左侧股动脉送入导丝导管，应用导丝导管技术选择主体的髂支接口，送入PIG导管明确位于支架主体内部（图4-6-6a），送入Lunderquist导丝，将导丝头端置于降主动脉起始部，然后更换血管鞘为Gore长鞘。送入32mm短覆膜支架（Cuff），定位肠系膜下动脉开口位置后调整Cuff及肾动脉覆膜支架位置，然后分别释放肾动脉覆膜支架（图4-6-6b）及Cuff（图4-6-6c），再次造影示近端无明显内漏（图4-6-6d）。

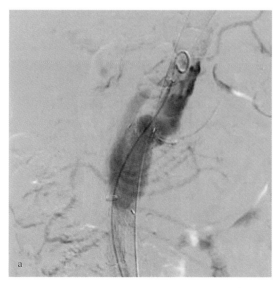
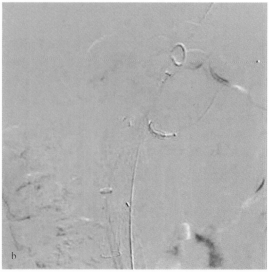

图4-6-6　左侧肾动脉覆膜支架及Cuff植入术

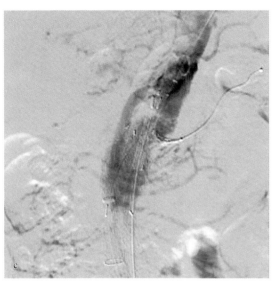
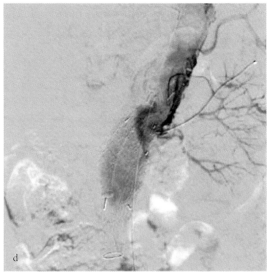

图4-6-6　左侧肾动脉覆膜支架及Cuff植入术（续）

注：a.明确导管位于主体内部；b.释放肾动脉支架；c.释放Cuff；d.每次造影无明显内漏。

6. 送入髂支支架（16mm-140mm，GORE EXCLUDER），定位后释放。造影示：支架形态良好，未见明显内漏，右侧肾动脉支架通畅（图4-6-7）。

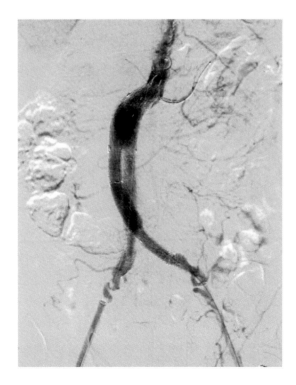

图4-6-7　术毕腹主动脉造影

注：支架形态良好，未见内漏。

7. 应用6-0 prolene缝合股动脉穿刺点，逐层关闭腹股沟切口，敷料覆盖。术后第10天患者顺利出院。

病例7
瘤颈扭曲的腹主动脉瘤治疗

腹主动脉腔内修复术

● 主　诉

体检发现腹主动脉瘤6年。

● 病　史

患者，男，82岁，于6年前体检时发现腹部腹主动脉瘤，直径4.5cm。患者无不适症状。患者1年前复查结果：腹主动脉瘤瘤体直径6.9cm。患者1周前复查，腹主动脉瘤直径为7.1cm。

● 诊疗策略

该患者腹主动脉瘤直径为7.1cm，有手术指征。该患者行EVAR术治疗的主要难点在于瘤颈扭曲，不过好在瘤颈长度在2cm左右，可考虑采用标准EVAR术式，紧贴肾动脉开口锚定，若出现Ⅰ型内漏，可再加用Cuff和"烟囱"支架。

● 诊疗过程

1. 全麻，仰卧位，常规消毒、铺巾，双下肢屈曲外旋位。取双侧腹股沟韧带上方做纵切口，游离双侧股总动脉，分别绕以血管阻断带。分别穿刺双侧股总动脉，各自植入8F血管鞘。静脉肝素化。

2. 经右侧股动脉鞘管植入黄金标记导管（COOK）至腹主动脉近端，造影提示：腹主动脉瘤位于双侧肾动脉开口水平以下约2.0cm、瘤颈部迂曲；双侧髂动脉管腔未见明显狭窄，可见右侧髂内动脉远端呈瘤样扩张（图4-7-1）。

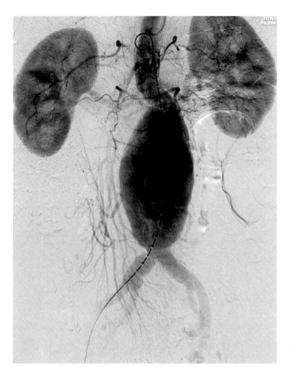

图4-7-1 术前评估腹主动脉造影

注：可见腹主动脉明显瘤样扩张，瘤颈扭曲，长度约2cm。

3. 经左侧股动脉鞘管植入Lunderqist导丝，更换长鞘（GORE）。经左侧鞘管植入支架主体（26mm-14mm-180mm，GORE），定位于左侧肾动脉开口水平，释放主体支架近端。从右侧送入导丝导管，选择主体支架髂支接口，明确位于主体支架内后更换Lunderquist导丝，植入长鞘，复查造影可见 I A型内漏（图4-7-2）。

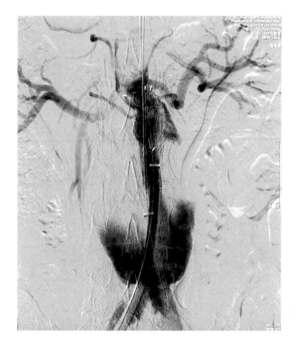

图4-7-2 造影可见明显 I A型内漏

4. 经右侧股动脉长鞘植入球囊（36mm~32mm，CODA，COOK），并置于主体支架开口与近端腹主动脉管腔之间行球囊扩张（图4-7-3）。

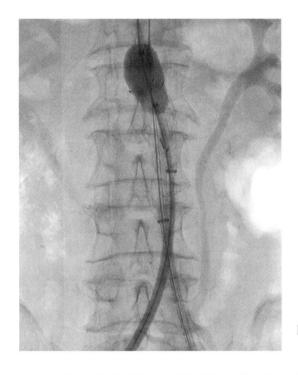

图4-7-3　经右侧股动脉长鞘植入球囊

5. 经右侧股动脉长鞘送入髂支支架至其近端与主体支架部分重叠，然后释放髂支支架。经右股动脉长鞘行造影，可见ⅡA型内漏。遂经右股动脉长鞘植入球囊（36mm~32mm，CODA，COOK）至髂支支架与主体支架重合部位行球囊扩张。再次复查造影，内漏基本消失（图4-7-4）。

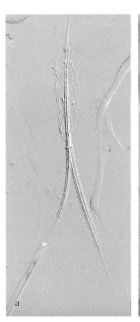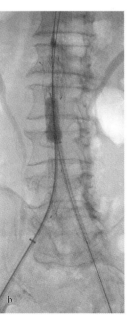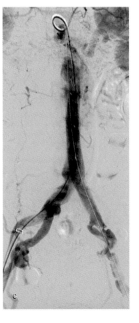

图4-7-4　右髂支释放及释放后造影

注：a.植入右髂支支架；b.球囊后扩髂支与主体支架重合部位；c.右侧髂支与主体结合部位内漏消失。

6. 继续释放主体支架髂支完毕。复查造影，可见瘤体未见显影，双侧肾动脉及双侧髂内动脉可见显影，可见少量ⅠA型内漏。再次行主体支架近端球囊扩张，复查造影效果满意。

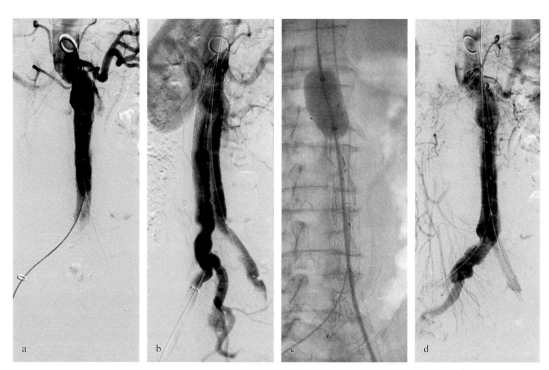

图4-7-5 继续释放主体支架髂支完毕复查造影

注：a、b.近端内漏；c.球囊后扩；d.ⅠA型内漏基本消失。

7. 分别撤除双侧股动脉长鞘，以6-0血管缝线连续往返缝合双侧股动脉穿刺点。分层缝合双侧腹股沟切口。

病例8
近肾腹主动脉瘤的治疗

腹主动脉腔内修复术 + "开窗"术

● **主　诉**

CT发现腹主动脉动脉瘤1个月余。

● **病　史**

患者，男，72岁。8月底因腹痛行腹部超声及CT提示腹主动脉瘤，腹盆腔增强CT及腹主动脉CTA提示腹主动脉中远段瘤样扩张伴血栓形成，目前患者无腹部不适。近十年双下肢

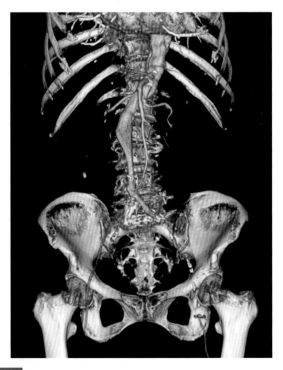

图4-8-1　腹主动脉CTA三维重建
注：腹主动脉由双肾发出水平至分叉处不同程度扩张，右髂总动脉次全闭塞，左髂外-股总全程闭塞。

行走后无力，症状逐年加重，右侧严重，最长行走距离5～10米，休息后可缓解，无双下肢肿胀、溃疡。CTA提示右侧髂总动脉起始处次全闭塞，左侧髂外动脉-股总动脉全程闭塞。

● 诊疗策略

该患者腹主动脉瘤诊断明确，腹主动脉瘤位置接近左侧肾动脉，为保护分支动脉血流灌注，需要对左侧肾动脉进行"开窗"手术。患者右侧髂总动脉起始处次全闭塞，左侧髂外动脉-股总动脉全程闭塞，可行右侧髂总动脉扩张，采用单边型主动脉覆膜支架重建一侧下肢血流后采用股-股动脉人工血管转流术，重建对侧下肢血运。根据CTA所做的手绘测量设计（图4-8-2）。

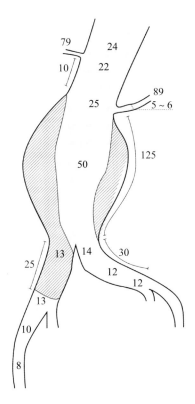

图4-8-2 根据CTA所做的近肾腹主动脉瘤手绘测量设计

注：图中单位为mm。

● 诊疗过程

1. 全麻，仰卧位，后做双侧腹股沟纵切口，游离双侧股总动脉、股深动脉及股浅动脉，套血管阻断带备用。逆行穿刺左侧肱动脉，植入导管鞘，导丝导管配合进入腹主动脉近端，造影如图4-8-3。

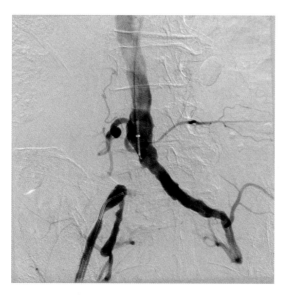

图4-8-3　经肱动脉行腹主动脉造影

注：瘤体最大直径4cm，左侧肾动脉紧贴瘤体，右侧肾动脉位于左侧肾动脉上方1cm，右侧髂总动脉闭塞，左侧髂外动脉闭塞。

2. 导丝导管配合经右侧股动脉鞘通过右侧髂总动脉闭塞病变进入腹主动脉，造影证实真腔，以球囊（4mm-60mm，Admiral、6mm-60mm、7mm-80mm，Armada）顺序扩张病变。经长鞘引入MPA导管，选择进入左侧肾动脉，引入长鞘并预置支架（6mm-50mm，Viabahn）（图4-8-4）。

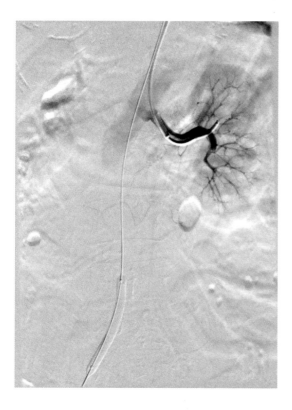

图4-8-4　将长鞘预置于左侧肾动脉

3. 自右股动脉超硬导丝顺序植入单边支架（Endurant 2814-105、1613-120，Medtronic）。

4. 定位右双肾动脉开口后准确释放单边支架，同时释放左肾预置支架（图4-8-5）。

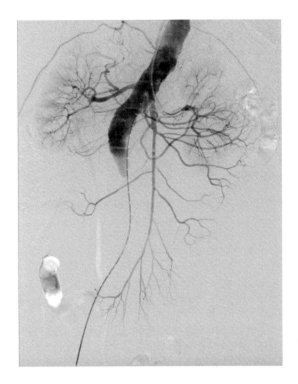

图4-8-5　释放左侧肾动脉支架及单边支架后造影

5. 以球囊（10mm-40mm，Admiral）支架内扩张右侧髂总动脉，造影如图4-8-6。

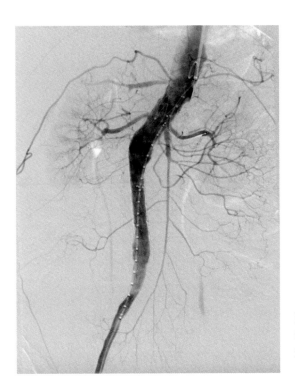

图4-8-6　球囊扩张后造影
注：造影见左侧肾动脉通畅，腹主动脉及右侧髂动脉
通畅。

6. 取人工血管（8mm~40mm，Gore）经隧道器于耻骨上建立皮下隧道，将人工血管引至双侧腹股沟，分别与左、右股总动脉行端侧吻合，吻合后双侧股动脉搏动好，造影如图4-8-7。

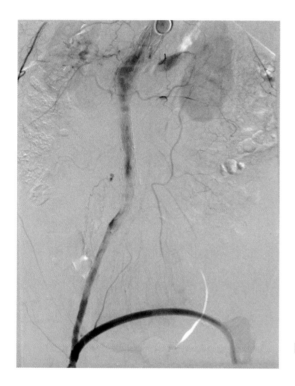

图 4-8-7　股 - 股人工血管转流后造影

7. 止血彻底后，双腹股沟伤口分别置引流管，缝合切口，左肱动脉穿刺口加压包扎。

病例9
腹主动脉、双侧髂总动脉全程及髂内外动脉起始段动脉瘤的治疗

腹主动脉瘤腔内修复术

● 主　诉

因检查发现腹主动脉瘤6天入院。

● 病　史

患者，男，58岁，1个月前起床后因头晕跌倒，后出现血尿，就诊于急诊、泌尿外科。查CTA示双肾门水平以下腹主动脉、双侧髂总动脉全程及髂内外动脉起始段动脉瘤，瘤腔内多发血栓形成；双侧输尿管受压移位，右侧输尿管局部与右侧髂总动脉瘤局部突起关系密切。为行进一步治疗收入院。

● 诊疗策略

患者腹主动脉瘤诊断明确，有行EVER术指征。根据CTA所做的手绘测量设计（图4-9-1）。

● 诊疗过程

1. 全麻，仰卧位。常规消毒铺巾，双侧腹

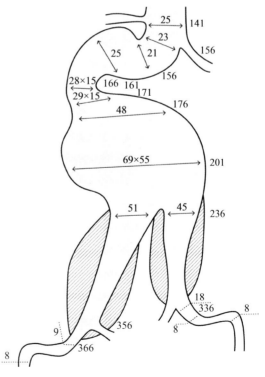

图4-9-1　根据CTA所做的多发动脉瘤手绘测量设计
注：图中单位为mm。

股沟穿刺股动脉，造影证实为股总动脉，双侧预置缝合器。腹主动脉造影如图4-9-2。

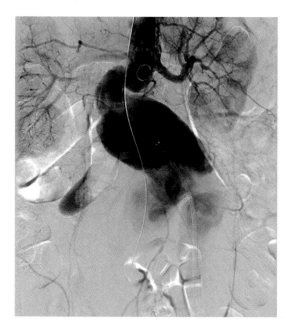

图4-9-2　经肱动脉行腹主动脉术前造影

注：双侧髂动脉瘤，伴有瘤颈扭曲，双侧髂外动脉扭曲，双侧髂内动脉纤细。

2. 考虑腹主动脉支架型人工血管通过迂曲有困难。左侧肱动脉穿刺放置长鞘于降主动脉。自右侧股动脉与左侧肱动脉建立导丝。取Gore 26-12-180主体，自右侧股动脉入路进入瘤腔，定位右侧肾动脉下缘释放支架主体（图4-9-3）。

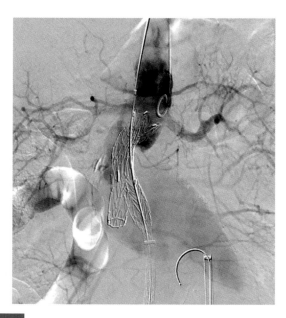

图4-9-3　定后右侧肾动脉后，于右侧肾动脉下方释放支架主体

3. 自左侧肱动脉入路穿过主动脉支架主体，自左髂支穿出，右侧股动脉入路以抓捕器将导丝自左侧股动脉入路引出（图4-9-4）。

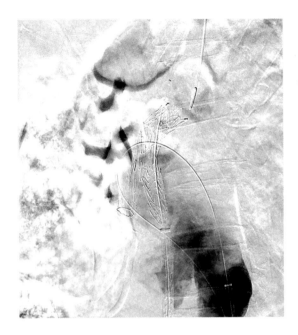

图4-9-4 建立肱动脉-股动脉轨道过程

4. 左股动脉入路取Gore 12-1400髂支两枚及Gore 12-1000一枚，连接于左髂外动脉。并先行瘤腔内弹簧圈栓塞瘤腔（图4-9-5）。

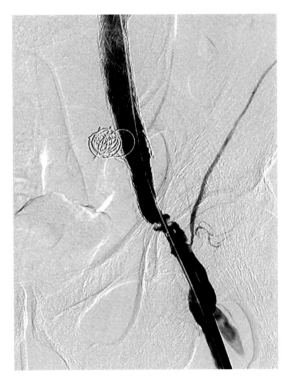

图4-9-5 左侧髂支释放后完毕后造影
注：左髂动脉通畅。

5. 右侧取覆膜支架12mm-1200mm，Gore及13mm-10cm，Viabahn连接于右髂外动脉。并先行瘤腔内弹簧圈栓塞瘤腔（图4-9-6）。

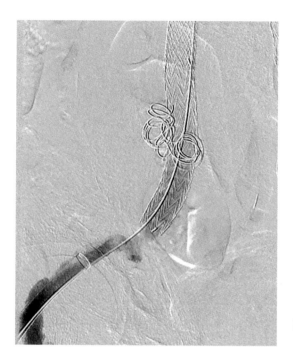

图4-9-6 右侧髂支释放完毕后造影

6. 主动脉顺应性球囊行瘤颈部位、支架连接腿部位球囊扩张。再次造影：见瘤颈部位Ⅰ型内漏（图4-9-7）。

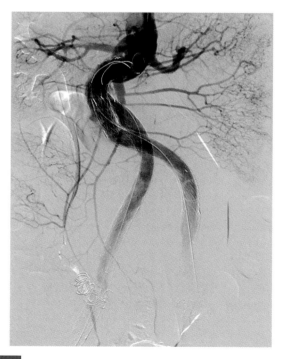

图4-9-7 瘤颈部位Ⅰ型内漏

7. 取CUFF（28mm-3cm，Gore）延长近心端锚定区，并于右侧肾动脉内放置自膨支架（8mm-4cm，Complete SE）。主动脉球囊腔内扩张（图4-9-8）。

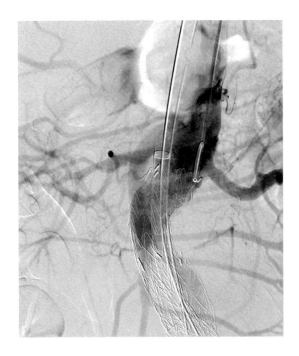

图4-9-8　于右侧肾动脉内放一枚自膨支架

8. 再次造影，腹主动脉瘤、双髂动脉瘤隔绝完全，无内漏（图4-9-9）。

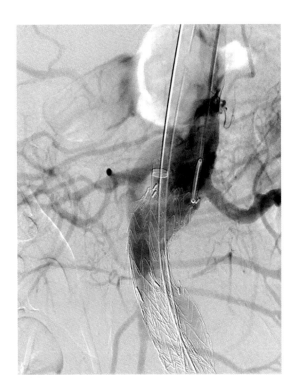

图4-9-9　造影见 I 型内漏消失

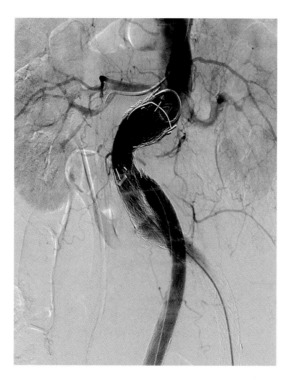

图4-9-10 全部操作结束后造影

注：支架形态良好，未见内漏。

病例10
入路不良的腹主动脉瘤治疗

腹主动脉腔内修复术

● 主　诉

因发现腹主动脉瘤3年余入院。

● 病　史

患者，男性，67岁，3年前因双下肢乏力查CTA发现腹主动脉动脉瘤，瘤体最大径约3.76cm，无腹胀、恶心、呕吐、腹痛、腹泻、便血、腰背痛等伴随症状，19天前复查主动脉CTA提示动脉瘤最大直径4.38cm，较前增大，同时可见右髂总动脉中重度狭窄。

● 诊疗策略

患者肾下型腹主动脉瘤诊断明确，有行EVAR手术治疗指征。但患者右侧髂总动脉中重度狭窄，属于入路不良的腹主动脉瘤，需先球囊扩张处理右侧髂总动脉后行EVAR术。

● 诊疗过程

1. 全麻，仰卧位，双侧腹股沟常规消毒铺巾。行双侧股动脉穿刺，植入导管鞘，造影证实穿刺部位位于股总动脉。分别预置两把缝合器（Abbott）后，重新植入10F导管鞘。导丝、金标猪尾导管自右侧股动脉鞘上行，将金标猪尾送至腹主动脉T12水平；猪尾导管自左侧股动脉鞘入路置于T12水平，行血管造影（图4-10-1）。

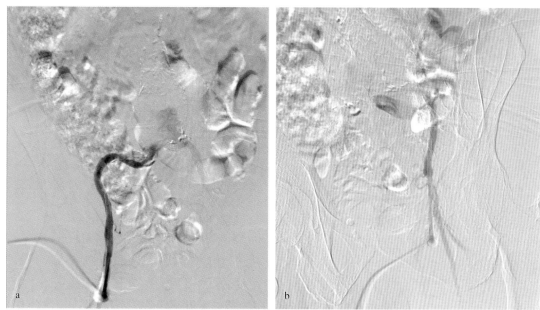

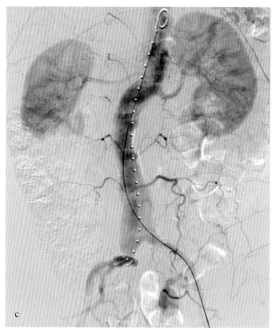

图 4-10-1 双侧入路及腹主动脉瘤造影

注：a.右侧髂总动脉中重度狭窄，右侧髂内动脉未见显影；b.左侧髂外动脉及股动脉全程钙化影，左侧髂外动脉中度狭窄，左侧髂内动脉起始处重度狭窄；c.瘤体最大直径约4.5cm，左侧肾动脉位置低于右侧肾动脉。

2．以球囊（8mm－40mm，Armada 35，Abbott Vascular）扩张右侧髂总动脉狭窄处，复查造影见扩张满意（图4-10-2）。

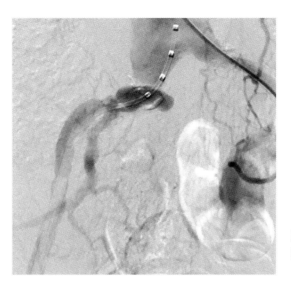

图4-10-2 使用8mm-40mm球囊扩张后造影

注：见右侧髂总动脉狭窄缓解。

3. 自右股动脉超硬导丝进入主体（TFFB-26-96-ZT，COOK）（图4-10-3a），定位双肾动脉开口释放主体直至主体短臂打开（图4-10-3b）。自左侧股动脉导丝配合导管选择进入主体短臂，交换为超硬导丝，植入左侧髂支（TELE-12-56-ZT，COOK），支架接驳主体短臂两节（图4-10-3c）；完全释放主体，然后自右侧股动脉超硬导丝植入右侧髂支（TELE-12-39-ZT，COOK），近端接驳主体长臂两节后释放（图4-10-3d）。

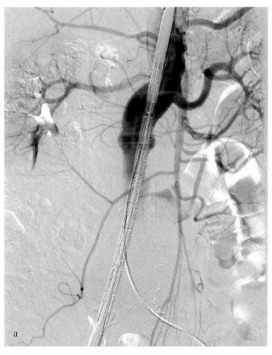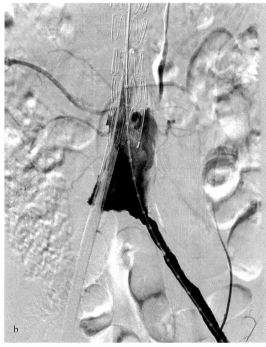

图4-10-3 手术进行过程中造影

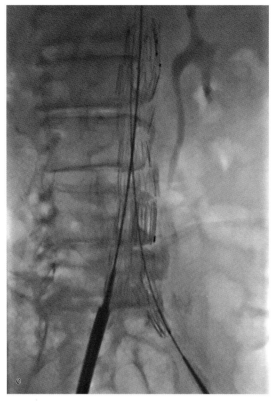

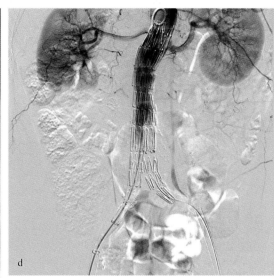

图4-10-3 手术进行过程中造影（续）

注：a.将支架主体送至预定部位；b.释放支架主体至短臂打开；c.经左侧腹动脉入路释放左侧髂支；d.完全释放主体后经右侧腹动脉入路释放右侧髂支。

4. 以CODA大动脉球囊扩张支架近端、双侧髂支远端以及支架各连接处，扩张完毕后造影：主动脉支架位置良好，肠系膜上动脉和双侧肾动脉均通畅，未见明显内漏。双侧髂支走行顺畅，未见明显成角，流速满意（图4-10-4）。

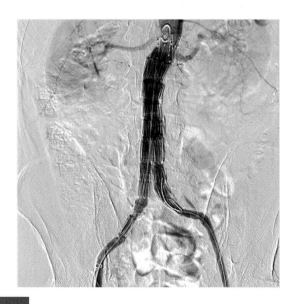

图4-10-4 手术完成后再次行造影

注：支架形态良好，未见内漏，双侧肾动脉通畅。

5. 撤出输送导管，收紧预埋缝线，右侧缝合器缝合满意，左侧缝合效果不佳，穿刺点远端股动脉搏动差，遂取纵行长约4cm切口，逐层切开皮肤、皮下及筋膜，解剖出股总、股浅及股深动脉，分别套阻断带阻断各动脉；纵行切开左侧股动脉至股深、股浅分叉上方，见管腔严重内膜增生及动脉硬化斑块形成，后壁钙化斑块掀起，行左股动脉内膜剥脱、补片成形术；松开阻断，股动脉搏动良好。

6. 止血、放置引流管，逐层缝合。患者术后一周顺利出院。

病例 11
腹主动脉夹层动脉瘤的治疗

腹主动脉腔内修复术＋破口封堵术＋
右侧髂总动脉瘤腔内修复术＋左侧肾
动脉支架植入术＋右侧髂内动脉栓
塞术

● 主 诉

主动脉夹层术后13年，腰痛1年。

● 病 史

患者，男，63岁，13年前行因突发胸痛就诊于当地医院，诊断为"主动脉夹层、腹主动脉瘤、髂动脉瘤"行开胸手术治疗，自诉行"升主动脉人工血管置换术＋降主动脉支架植入术"（未见手术记录），恢复良好后出院，术后长期阿司匹林100mg/d抗血小板治疗。1年前患者腰背正中酸痛、乏力，活动后明显，休息时稍缓解，伴双下肢活动后酸软、乏力不适，休息不能明显缓解，自行查体发现"腹部搏动性包块"。复查大动脉CTA可见"腹主动脉夹层动脉瘤"，考虑病情复杂且患者无不适表现，建议继续抗血小板治疗，定期随诊。2016年6月22日再次复查CTA提示：降主动脉支架植入术后改变；腹主动脉夹层动脉瘤伴附壁血栓（腹腔干及左侧肾动脉由假腔供血）。右侧髂总动脉瘤样扩张，右侧髂动脉及双侧髂内动脉附壁血栓形成。患者及家属手术愿望强烈，遂就诊，门诊拟"腹主动脉夹层动脉瘤、双髂动脉瘤"收入住院。起病以来，患者无腹痛、腹胀，无慢性咳嗽、反复发热、胸闷、心悸、气促、头晕、晕厥等不适表现。精神可，食欲可，小便如常，大便两到三天一次，体重无明显改变。

● 诊疗策略

患者，腹主动脉夹层动脉瘤等诊断明确，术前常规检查已完善，未见绝对手术禁忌。积极术前准备"腹主动脉瘤腔内修复术，右侧肾动脉支架植入术＋肠系膜上动脉支架植入术，备左侧肾动脉支架植入术，右髂总动脉瘤腔内修复术，备右髂内动脉栓塞术"，根据术中情况决定下一步手术方案。根据CTA所做的手绘测量设计（图4-11-1）

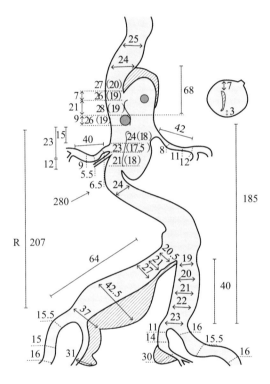

图4-11-1　根据CTA所做的腹主动脉夹层动脉瘤手绘测量设计

注：图中单位为mm。

● 诊疗过程

1. 全麻，仰卧位，术野常规消毒铺巾。穿刺双股总动脉，置8F血管鞘。两侧分别预置2把缝合器静脉肝素化。

2. 导丝及PIG导管配合进入腹主动脉，将PIG导管置于降主动脉造影（图4-11-2）。降主动脉远端近腹腔干处存在1处破口，近左侧肾动脉处存在2处破口，约L2椎体水平存在1处较大破口，血液经各破口流入假腔，假腔较大，形成夹层动脉瘤，瘤体最大直径约4.5cm；腹腔干、左侧肾动脉由假腔供血；双侧髂总动脉通畅，右侧髂总动脉动脉瘤形成。

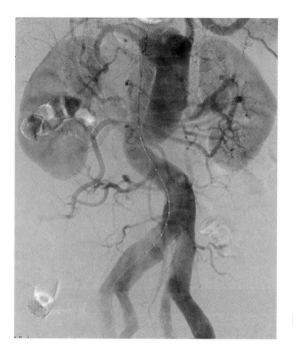

图4-11-2　术前腹主动脉夹层动脉瘤造影

3. 导丝、导管配合经左股动脉入路"翻山"至右髂内动脉，置换7F长导管鞘植入右髂内动脉远端，使用2枚封堵器栓塞右髂内动脉（图4-11-3）。

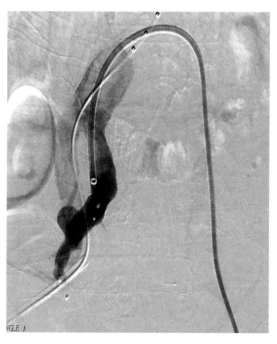

图4-11-3　长鞘预置于右髂内动脉

4. 逆行穿刺左侧肱动脉，植入导管鞘，同轴导入导丝、MPA导管及长导管鞘，路图下导丝导管配合通过主动脉真腔选择左侧肾动脉旁破口进入假腔内，将导管鞘置于假腔，使用封堵器封堵此处2个主动脉破口（图4-11-4）。

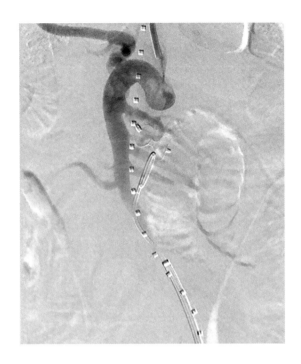

图4-11-4 将导管置于假腔后造影

5. 自肱动脉入路，同轴导入导丝、MPA导管及长导管鞘，导丝导管配合经腹腔干处破口进入假腔，选择进入左侧肾动脉，置换硬导丝，精确定位后于左侧肾动脉植入覆膜支架8mm-150mm，Viabahn 1枚，支架近心端位于主动脉真腔内，再于覆膜支架内植入自膨支架（8mm-150mm，Medtronic，COMPLETE SE）1枚进行支撑，复查造影见图4-11-5。

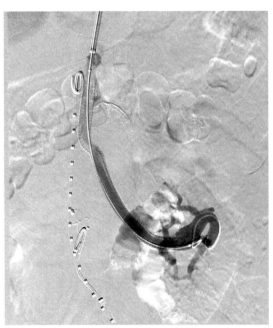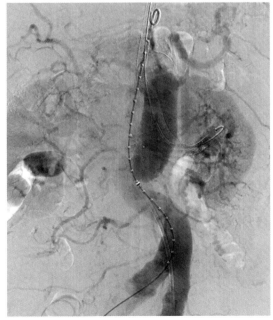

图4-11-5 复查左侧肾动脉造影

注：支架位置良好，左侧肾动脉血流通畅，左肾显影良好。

6. 置换Linderquist超硬导丝，自左股入路于肠系膜上动脉近心端腹主动脉真腔植入覆膜支架（23mm-30mm，GORE，EXCLUDER）1枚及自膨裸支架（24mm-70mm，Boston Scientific，WALLSTENT）各1枚（图4-11-6）。

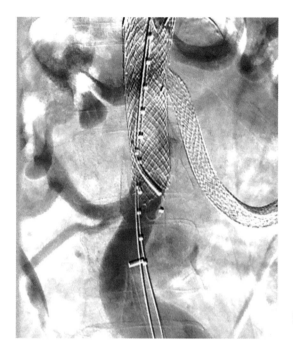

图4-11-6　植入肠系膜上动脉支架

7. 自左股入路于右侧肾动脉下方植入覆膜支架CUFF（26mm-30mm，GORE，EXCLUDER）1枚覆盖夹层动脉瘤末端破口（图4-11-7）。

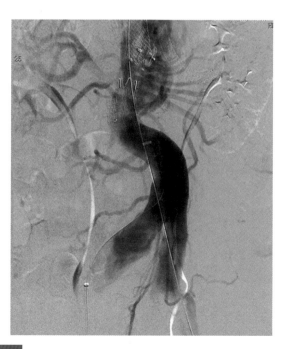

图4-11-7　自左侧股动脉入路释放覆膜支架主体

8. 置换 Linderquist 超硬导丝后，经右股动脉入路植入腹主动脉覆膜支架主体（28mm-12mm-140mm，GORE，EXCLUDER），支架短腿位于左髂总动脉，长腿位于右髂动脉。（见图4-11-8）

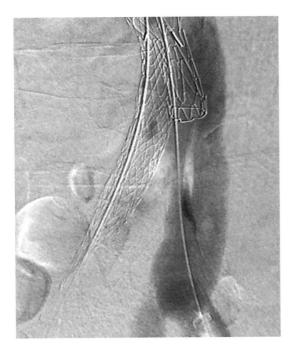

图 4-11-8 经右股动脉入路释放髂支

9. 自左股动脉入路植入导丝及 PIG 导管，将导丝选入主体支架的短腿内，植入左侧髂支覆膜支架（27mm-100mm，GORE，EXCLUDER）1枚，支架远端位于左髂内外动脉分叉上方。自右股动脉入路植入右侧髂支覆膜支架（16mm-140mm，GORE，EXCLUDER）1枚，支架远端位于右髂外动脉，覆盖右髂内动脉（图4-11-9）。

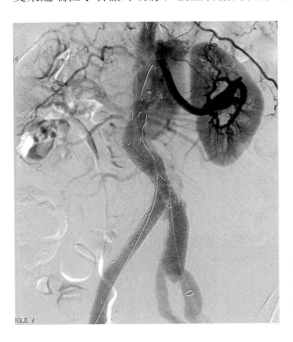

图 4-11-9 植入双髂支后复查造影
注：示左侧髂支位于髂内动脉分叉上方、右侧位于髂外动脉术。

10. 使用大动脉球囊（CODA）扩张左髂支架髂支末端增加锚定，扩张完毕后造影示：主动脉支架位置良好，主动脉夹层假腔内血流较前明显减少，肠系膜上动脉、右侧肾动脉、双髂动脉均通畅，左侧肾动脉通过烟囱供血，支架内血流通畅，左肾显影良好（图4-11-10）。收紧缝合器缝线缝合双股动脉穿刺点，局部加压包扎；左侧肱动脉穿刺点处行长约3cm纵切口，逐层切开后暴露解剖出肱动脉，近、远端分别阻断后，7-0血管缝线缝合穿刺点，见动脉搏动良好；彻底止血后逐层缝合伤口，无菌纱布覆盖。术毕，手术过程顺利，术中未输血。术后带气管插管返ICU病房。

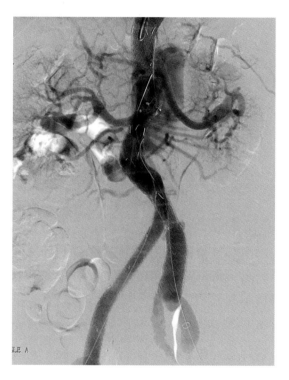

图4-11-10　扩张完毕后再次行腹主动脉造影
注：支架位置良好，未见内漏，分支通畅。

病例 12
肾下型腹主动脉瘤的治疗

腹主动脉腔内修复术＋髂内动脉栓塞术

● 主 诉

因发现腹主动脉瘤半个月入院。

● 病 史

患者，男性，73岁，半个月前住院期间行腹部B超发现腹主动脉瘤伴血栓形成可能，无特殊不适。查体无异常。进一步完善腹主动脉CTA示：腹主动脉中下段真性动脉瘤合并腔内血栓形成，瘤体最大直径5cm，左前髂内动脉近端瘤样扩张（图4-12-1）。

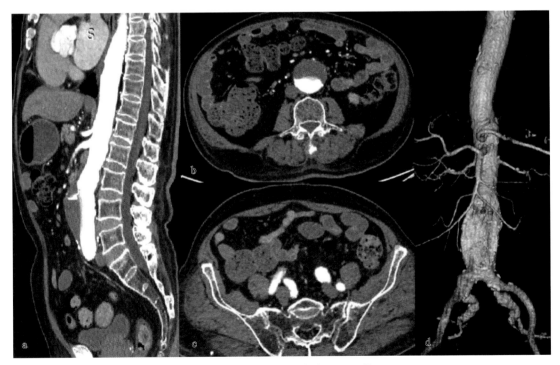

图4-12-1 术前腹主动脉CTA评估
注：a、b.腹主动脉中下段真性动脉瘤合并腔内血栓形成，最大直径5cm；c、d.左侧髂内动脉近端瘤样扩张。

● 诊疗策略

患者腹主动脉瘤诊断明确，有行EVAR手术治疗指征。根据术前腹主动脉CTA，腹主动脉瘤近端距右侧肾动脉起始部约30mm，锚定区腹主动脉最大直径约30mm，锚定区较充分。但患者左侧髂内动脉局部瘤样扩张，且左侧髂总动脉长度较短，为避免出现内漏，需行栓塞治疗及将髂支延长至髂外动脉。

● 诊疗过程

1. 全麻，仰卧位。取双侧腹股沟纵切口，游离双侧股总动脉，绕血管阻断带，静脉肝素化后，应用Seldinger技术穿刺双侧股动脉，留置血管鞘，行血管造影（图4-12-2）。

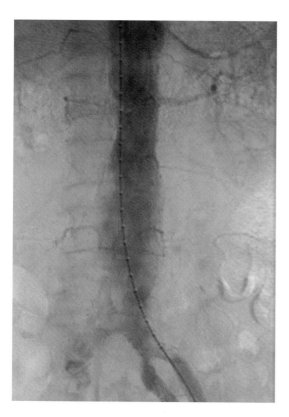

图4-12-2　术前经测量导管行腹主动脉造影评估
注：见肾下腹主动脉瘤及双侧髂总动脉、髂内动脉瘤样扩张。

2. 自右侧股动脉"翻山"行左侧髂内动脉栓塞术（COOK弹簧圈4枚，35-8-15），见图4-12-3。

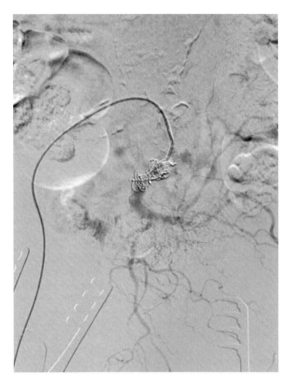

图 4-12-3　髂内动脉栓塞术

注：导管选择进入左侧髂内动脉后使用弹簧圈栓塞左侧髂内动脉。

3. 根据测量结果决定选用36-113COOK ZNITH腹主动脉支架，自左侧股动脉植入，在双侧肾动脉下方精确释放直至右侧髂支开放（图4-12-4a），自右侧股动脉应用VER导管超选至主体髂支内，造影确定后释放主体裸支架（图4-12-4b），选用20mm-56mm髂支，释放至右侧髂总动脉后，完全释放主体支架（图4-12-4c），远端连接12mm-90mm髂支支架（图4-12-4d）。

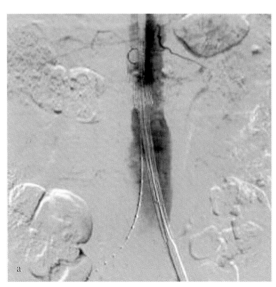
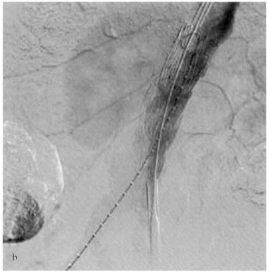

图 4-12-4　主体及髂支释放过程造影

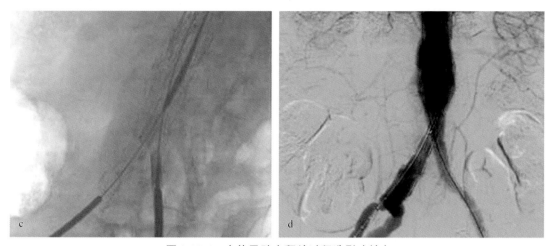

图4-12-4　主体及髂支释放过程造影（续）

注：a.定位肾动脉开口后于肾动脉下方释放覆膜支架主体；b.自右侧腹动脉选择进入支架短腿；c.释放右侧髂支；d.释放左侧髂支。

4. 应用CODA球囊行支架近端及分支连接处球囊扩张，造影见支架形态良好（图4-12-5）。

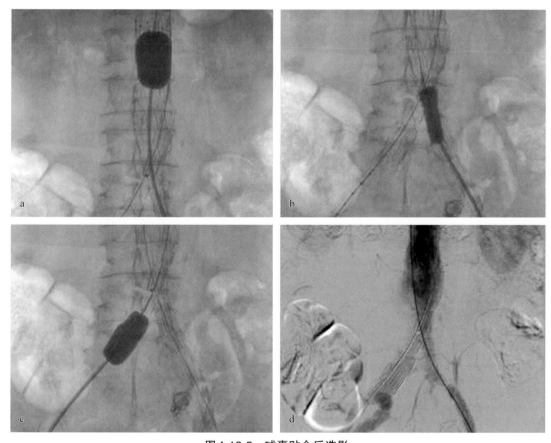

图4-12-5　球囊贴合后造影

注：a. CODA球囊行近端扩张；b、c. Coda球囊行支架连接处扩张；d.最终造影见支架形态好，无内漏。

5. 撤出鞘管，缝合切口。安返病房患者术后第三天顺利出院。

病例 13
肾下型腹主动脉瘤合并左髂内动脉瘤的治疗

腹主动脉腔内修复术 + 髂内动脉栓塞术 + 髂外动脉支架植入术

● 主　诉

因检查发现腹主动脉瘤 3 天入院。

● 病　史

患者，男，58 岁，3 天前因胃溃疡致反复上消化道出血就诊于急诊，完善腹主动脉 CTA 检查示：腹主动脉瘤、左侧髂内动脉瘤、左侧髂外动脉重度狭窄（图 4-13-1）。无腹痛、腹胀、恶心、呕吐、间歇性跛行等症状。血压维持在 140/70mmHg 左右。血红蛋白 80g/L 左右。

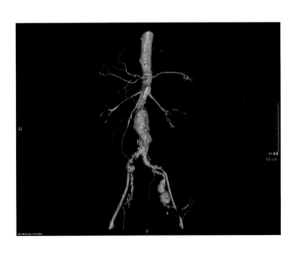

图 4-13-1　腹主动脉及髂动脉 CTA

注：可见肾下型腹主动脉瘤，瘤体最大径为 47mm-45mm，近端瘤颈长度为 20mm。左侧髂内动脉瘤瘤体最大径为 20mm-14mm。左侧髂外动脉远端重度狭窄。

● 诊疗策略

该患者腹主动脉瘤、左侧髂内动脉瘤、左侧髂外动脉重度狭窄诊断明确，具有EVAR手术指征，术前应用药物控制血压、纠正上消化道出血。根据CTA结果，瘤颈无严重扭曲，近端锚定区理想。但患者同时合并左髂内动脉瘤，术中需行栓塞治疗动脉瘤及预防内漏。患者左侧入路髂外动脉远端重度狭窄，左侧股动脉搏动较弱，术中需同时处理狭窄病变，确保支架输送系统顺利通过。根据CTA所做的手绘测量设计（图4-13-2）。

● 诊疗过程

1. 全麻，仰卧位。于双侧腹股沟做纵切口，暴露双侧股总动脉，直视下穿刺右侧股总动脉，植入8F血管鞘，送入黄金标记造影导管至腹主动脉上段。然后连接高压注射器造影（图4-13-3）。

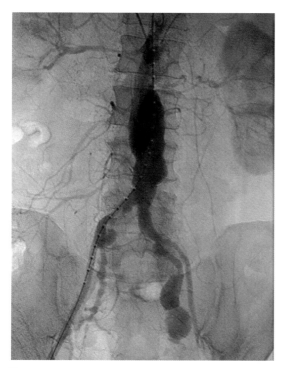

图4-13-2　根据CTA所做的腹主动脉瘤、髂动脉瘤手绘测量设计
注：图中单位为mm。

图4-13-3　术前黄金标记导管造影
注：可见肾下腹主动脉瘤样扩张，左侧髂内动脉远端动脉瘤样扩张，左侧髂外动脉近端狭窄，远端重度狭窄，右侧髂总动脉狭窄伴溃疡。

2. 首先应用COOK微弹簧圈行髂内动脉近端栓塞。

3. 自右侧股动脉植入腹主动脉支架系统主体（23mm-16mm-145mm，美敦力），在肾动脉水平释放（图4-13-4）。

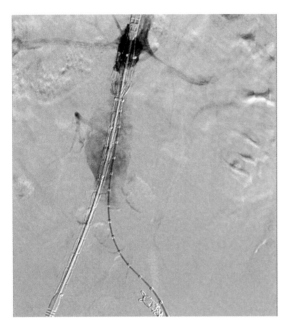

图4-13-4　主体半释放后造影
注：造影确定在肾动脉水平释放。

4. 直视下穿刺左侧股总动脉，植入8F血管鞘，应用（8mm-40mm，COOK）球囊行左侧髂外动脉远端扩张，超选左侧髂支分支后，释放两枚髂支支架（16mm-16mm-80mm，16mm-10mm-120mm）。

5. 回撤左侧输送器时受阻于左侧髂外动脉起始部，遂经左侧肱动脉入路，应用COOK（8mm-40mm）球囊扩张左侧髂支支架，成功回收髂支输送器（图4-13-5）。

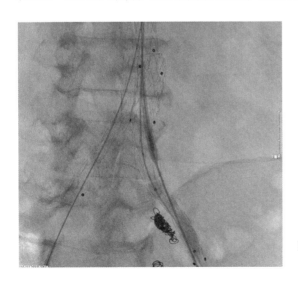

图4-13-5　球囊扩张左侧髂支支架

6. 腹主动脉造影见肾动脉、右侧髂内动脉显影好，未见Ⅰ型内漏，左侧髂内动脉未见显影，左侧髂外动脉远端见血管夹层（图4-13-6）。

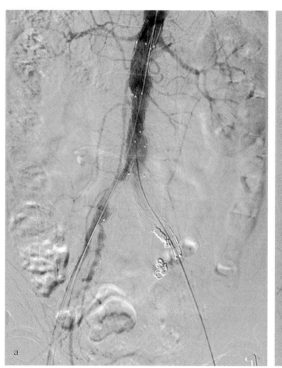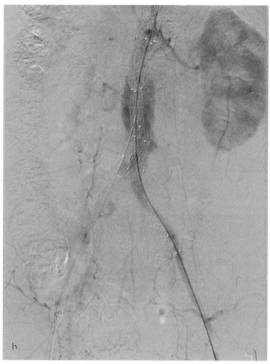

图4-13-6 肾动脉、右侧髂内动脉造影

注：a.肾动脉、右侧髂动脉显影好；b.左侧髂外动脉近端可见夹层。

7. 经左侧股动脉入路在髂外动脉远端释放GOREVIABAHN（8mm-50mm）支架，应用8mm球囊后扩张，造影见支架远端膜样改变，股动脉搏动弱（图4-13-7）。

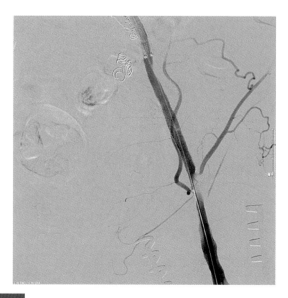

图4-13-7 左侧髂外动脉造影

8. 在VIABAHN支架远端释放Cordis SMART（8mm-40mm）支架后，造影见狭窄解除，股动脉搏动好（图4-13-8）。

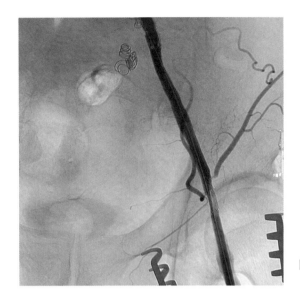

图4-13-8 左侧髂外动脉支架植入后造影

9. 拔出支架输送器后，应用6-0 Prolene缝线缝合双侧股动脉穿刺点，逐层缝合腹股沟切口。拔除左侧肱动脉穿刺处血管鞘，敷料加压固定。

10. 出院前复查CTA示支架形态良好，位置满意，未见明显内漏，左侧髂外动脉通畅（图4-13-9）。

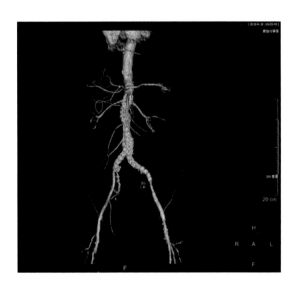

图4-13-9 出院前复查腹主动脉CTA

病例14
破裂腹主动脉瘤的治疗

腹主动脉腔内修复术＋左侧肾动脉
"开窗"支架植入术＋右侧肾动脉
支架植入术＋腹主动脉人工血管置
换术

● 主　诉

腹痛5天，发现腹主动脉动脉瘤3天。

● 病　史

男性，患者，71岁，5天前上楼时出现腹痛，疼痛剧烈，向背部放射，伴有恶心、呕吐胃内容物数次，呈持续性，就诊于县医院，予对症治疗（具体不详），效果差。就诊于外院，考虑腹主动脉假性动脉瘤，未予诊治，建议转院治疗，遂就诊于急诊科，予降压、控制心率等治疗。会诊阅片考虑胸腹主动脉瘤破裂，予完善术前准备，多科会诊后收入院手术治疗。病程中，患者一般情况可，精神状态差，食欲差。

● 诊疗策略

主动脉CTA示：胸腹主动脉瘤破裂，腹主动脉狭窄，右侧肾动脉动脉瘤，肠系膜上动脉闭塞。患者目前胸腹主动脉瘤破裂、腹主动脉狭窄、右侧肾动脉动脉瘤、肠系膜上动脉闭塞、高血压；结节性红斑病诊断明确。如不手术患者胸腹主动脉瘤破裂加重可致大出血，危及患者生命；具有急诊手术指征，术前检查、检验已完善，拟急诊全麻下，行腹主动脉瘤腔内修复术，备开腹，腹主动脉瘤切除＋腹腔血管重建术。根据CTA所做的手绘设计（图4-14-1）。

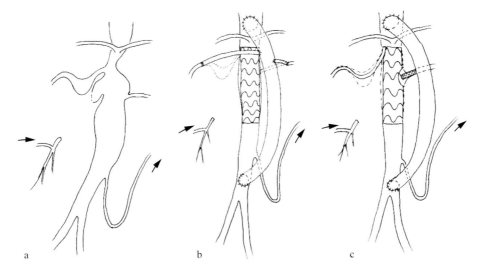

图4-14-1 根据CTA所做的破裂腹主动脉瘤手绘设计

注：a.病变示意图；b.通过人工血管搭桥重建双侧肾动脉；c.左侧肾动脉开窗，右侧肾动脉采用烟囱技术重建。

● 诊疗过程

1. 全麻，仰卧位，术野常规消毒铺巾。穿刺右侧股动脉，植入导管鞘，造影确认穿刺点位于股总动脉；猪尾导管上行至T12水平，造影（图4-14-2）。

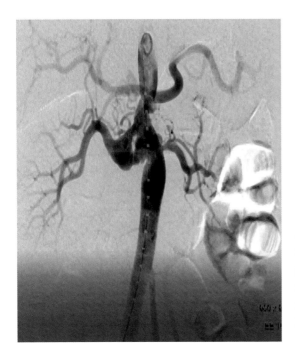

图4-14-2 破裂腹主动脉瘤术前造影评估

注：肠系膜上动脉起始段未见显影，远端经侧支显影并瘤样扩张，可见粗大迂曲Riolan弓显影；左侧肾动脉位置稍低，右侧肾动脉走行迂曲，中段动脉瘤形成，瘤体最大径约2cm，呈中间粗两端细的囊袋样；双侧肾动脉间的腹主动脉右侧壁可见假性动脉瘤形成，直径约1cm。

2. 决定行腹主动脉动脉瘤切除及人工血管重建术，双侧肾动脉自体大隐静脉重建术。

3. 腹正中切口开腹，逐层切开皮肤、皮下脂肪，打开腹膜。将小肠推向右侧，沿肠系膜根部纵行切开后腹膜，见腹主动脉瘤破裂处被周围组织包裹，游离动脉瘤两端腹主动脉，绕阻断带备用；分别游离双侧肾动脉绕阻断带备用。

4. 静脉肝素化后阻断肾动脉上方腹主动脉，取14mm人工血管（Gore），近端与腹腔干开口以上管径正常处腹主动脉做端侧吻合，开放阻断；阻断肾动脉开口以下腹主动脉，人工血管远端与动脉瘤远端腹主动脉下段做端侧吻合；开放阻断。

5. 于右大腿上段沿大隐静脉走行方向纵切口约8cm，切开皮肤、皮下脂肪，仔细游离出大隐静脉，切取大隐静脉约5cm备用，远近残端丝线缝扎，逐层缝合切口；剖开左侧肾动脉，见左侧肾动脉壁菲薄，尝试与大隐静脉桥血管吻合未成功，可解剖范围内肾动脉血管壁条件均不适合与大隐静脉吻合，遂放弃肾动脉自体大隐静脉搭桥重建，缝合肾动脉切口。

6. 行左侧股动脉穿刺，植入导管鞘，造影证实穿刺部位位于股总动脉。预置三把缝合器（Abbott）后，重新植入10F导管鞘。穿刺左肱动脉，植入导管鞘，导丝引导导管进入腹主动脉，置换长导管鞘，导丝选入右侧肾动脉并留置（图4-14-3）。

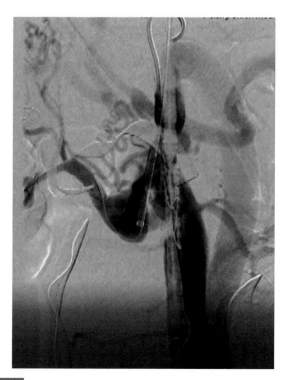

图4-14-3　长鞘植入右侧肾动脉

7. 取大动脉覆膜支架（XJZDZ26040，先健）体外"开窗"，根据CTA和DSA影像按左侧肾动脉解剖部位于支架侧壁"开窗"，并缝合圈套器远端套索于支架侧开窗孔做术中透视标记（图4-14-4）。然后将该支架自左股动脉入路进入腹主动脉，开窗位置与左侧肾动脉开口重合，精确定位后释放支架（图4-14-5）。

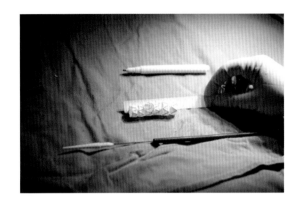

图4-14-4 体外开窗制作及支架植入

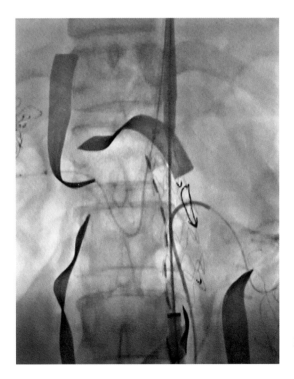

图4-14-5 支架自左股动脉入路进入腹主动脉并释放

8. 沿左肱动脉入路导丝植入覆膜支架1枚（6mm-10mm，Viabahn，Gore），完整覆盖右侧肾动脉瘤，近端位于腹主动脉大支架近端上方，再于肾动脉瘤瘤体近端放置球扩支架（6mm-37mm，Boston Scientific）1枚，与Viabahn远端重叠（图4-14-6）。

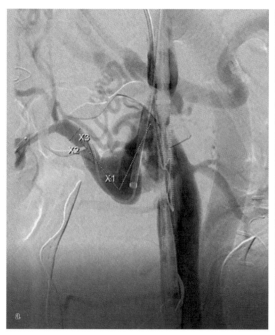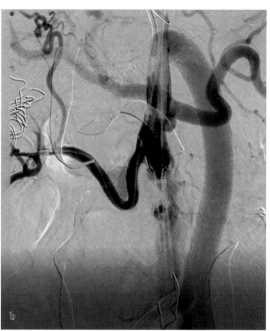

图4-14-6　通过左肱动脉入路完成右侧肾动脉重建

注：a.支架植入前造影；b.支架植入后造影。

9. MPA导管自右股动脉入路进入，配合导丝经主动脉支架开窗处进入左侧肾动脉，置换工作导丝后，于左侧肾动脉开口处植入（6mm-18mm，Boston Scientific）1枚（图4-14-7）。

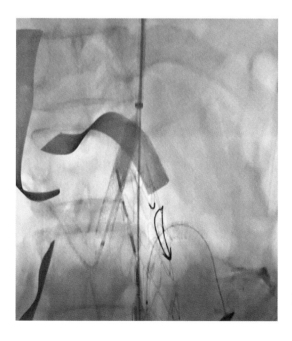

图4-14-7　经右股动脉完成左侧肾动脉重建

10. 经左股动脉入路引入猪尾导管。造影示：主动脉、双侧肾动脉支架位置良好，双肾动脉支架及远端、腹主动脉及人工血管血流通畅，腹主动脉动脉瘤、右侧肾动脉动脉瘤处未见明显内漏。

病例15
破裂腹主动脉瘤的治疗

腹主动脉腔内修复术

● **主 诉**

因发现腹部搏动性肿物3年，突发腹痛3小时入院。

● **病 史**

患者，男，64岁，3年前无意间发现腹部脐周搏动性包块，平卧位时自觉明显，无腹胀、恶心、呕吐、腹痛、腹泻、便血、腰背痛等伴随症状，自诉包块有逐渐增大趋势，未予重视。3小时前进餐时突发腹部疼痛，程度较剧烈，呈撕裂样疼痛，后进展为腰部疼痛，无发热、昏迷、恶心、呕吐、头晕、头痛、便血等症状。疼痛持续不缓解，遂就诊，查体示血压下降，腹部CT考虑腹主动脉瘤破裂可能；建议转院。经会诊，复查主动脉CTA提示肾下腹主动脉瘤破裂可能，如图4-15-1所示。

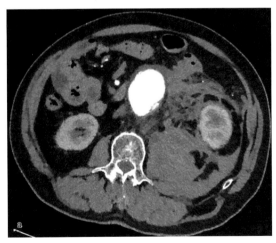
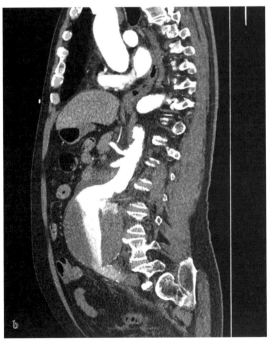

图4-15-1 肾下腹主动脉破裂CTA

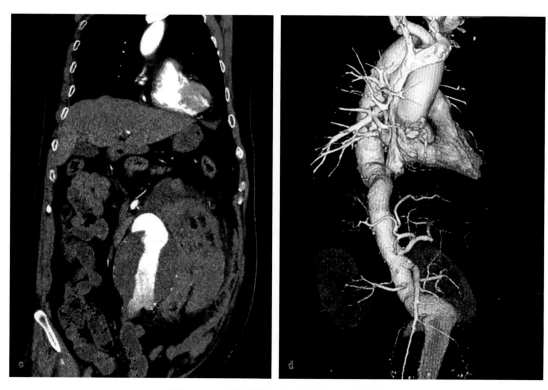

图4-15-1　肾下腹主动脉破裂CTA（续）

注：a.横断面可见腹主动脉瘤；b、c.冠状位和矢状位重建可见造影剂外溢；d.CTA三维重建像。

● 诊疗策略

该患者CTA示：瘤体大小约8.8cm-8.3cm-10.3cm，为肾下主动脉瘤破裂可能。具有手术指征，拟采用双股动脉入路，腹主动脉腔内修复术（EVAR）。

● 诊疗过程

1. 局麻，仰卧位。穿刺双股动脉植入导管鞘，预埋缝合器，更换10F导管鞘。静脉肝素化后，导丝、导管配合上行，达T12水平。造影如图4-15-2所示，提示瘤腔不规则，可见造影剂外溢，近端瘤颈长度约1cm，瘤颈直径26mm。

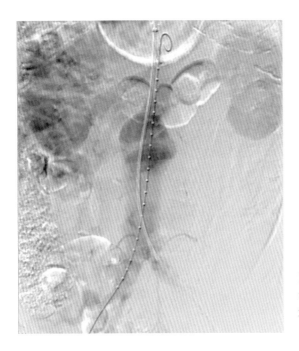

图4-15-2 肾下破裂型腹主动脉瘤术前造影
注：瘤腔不规则，近端瘤颈长度约1cm，瘤颈直径
26mm。

2．经右股动脉入路，引入超硬导丝，置换GORE输送鞘，引入Lunderquist超硬导丝。导入主动脉覆膜支架主体（GORE EXCLUDER，RLT 281412），精确定位支架近端于双肾动脉下方，释放主体至其分叉处（图4-15-3）。

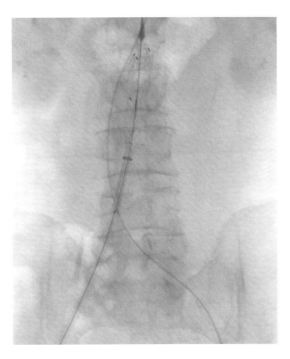

图4-15-3 释放支架主体

3. 经左股动脉入路，置换GORE输送鞘，导丝、导管配合，经覆膜支架左侧髂支开口，选择进入覆膜支架内，引入Lunderquist超硬导丝。后导入左侧髂支（GORE EXCLUDER，PXC 181200）。彻底释放主体，经右股动脉入路，于右髂动脉接驳右侧髂支（GORE PLC 231000）（图4-15-4）。

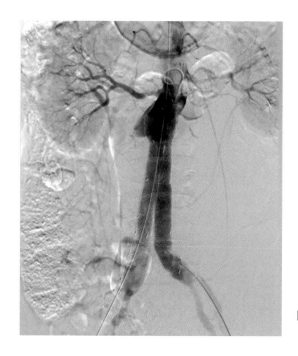

图4-15-4　主体及髂支释放后造影

4. 以CODA大动脉球囊扩张支架近端、双侧髂支远端以及支架各连接处，扩张完毕后造影示：主动脉支架位置良好，近端少量Ⅰa型内漏（图4-15-5）。

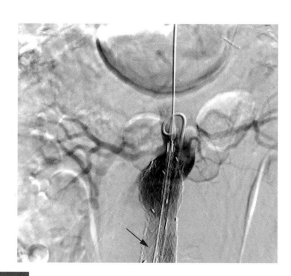

图4-15-5　CODA球囊扩张后再次造影
注：提示内漏可能。

5. 向上延长接驳Cuff一枚（GORE PLA 320400）；复造影如图4-15-6所示，可见无明显内漏，此外，肠系膜上动脉和双侧肾动脉、髂内动脉均通畅，未见内漏；双侧髂支走行顺畅，未见明显成角，流速满意。

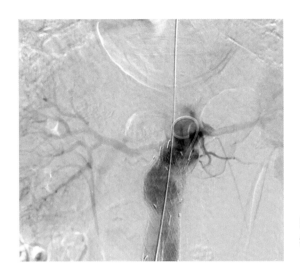

图4-15-6 接驳Cuff后再次造影
注：提示内漏消失。

6. 撤出输送导管，收紧预埋缝线，局部外敷料包扎，安返ICU病房，查体双侧胫后动脉搏动满意。

病例 16
腹主动脉瘤合并髂动脉闭塞的治疗

腹主动脉腔内修复术 + "对吻"术

● 主　诉

因腹部疼痛及发现腹主动脉瘤1天入院。

● 病　史

患者，男，65岁，1天前突发腹部疼痛，向右下腹放射，后至当地医院就诊，行CTA检查示腹主动脉瘤，未予特殊治疗，腹痛逐渐缓解，急诊就诊于我院。查血压165/100mmHg，心率89次/分，给予降血压及对症处理。腹部CTA示：腹主动脉瘤，右侧髂内动脉闭塞，左侧髂外动脉近中段闭塞（图4-16-1）。

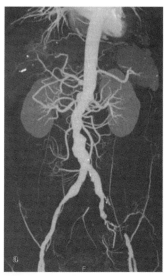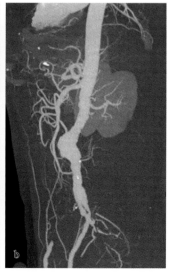

图4-16-1　腹主动脉瘤合并髂动脉瘤术前CTA

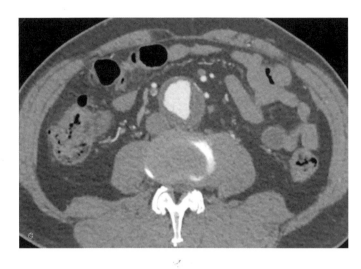

图4-16-1　腹主动脉瘤合并髂动脉瘤术前CTA（续）

注：a、b.腹主动脉瘤合并左髂闭塞；c.轴位图示腹主动脉内血栓。

● 诊疗策略

术前测量如图4-16-2。该患者腹主动脉瘤诊断明确，具有EVAR手术指征，术前应用药物控制血压及心率。根据CTA结果，患者瘤颈长度大于3cm，右侧髂内动脉闭塞，左侧髂外动脉闭塞，计划先开通左侧髂外动脉，主体经左髂动脉送入，左侧喇叭腿保髂内动脉。

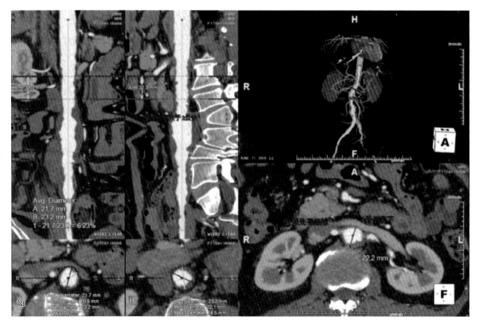

图4-16-2　根据CTA进行术前测量图

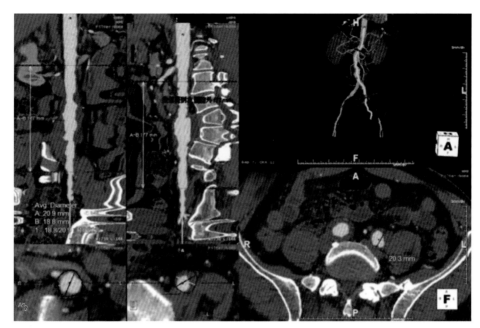

图4-16-2　根据CTA进行术前测量图（续）

注：a.瘤颈测量；b.入路测量。

● 诊疗过程

1. 全麻，仰卧位。消毒铺巾，暴露左上肢及双侧腹股沟，于双侧腹股沟做纵切口，暴露双侧股动脉，直视下穿刺右侧股动脉并植入8F血管鞘，送入黄金标造影导管，将导管头端置于腹主动脉上端，然后连接高压注射器造影（图4-16-3）见腹主动脉下端明显扩张，符合

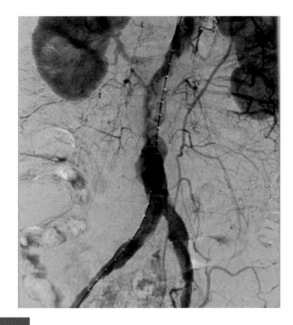

图4-16-3　手术前腹主动脉造影

注：右侧髂外动脉狭窄（约70%），髂内动脉闭塞，左侧髂外动脉闭塞。

腹主动脉瘤诊断，右侧髂外动脉局部重度狭窄（约70%），左侧髂外动脉闭塞，远端股动脉可见显影。

2. 应用"翻山"技术，选择左侧髂总动脉，更换长鞘，使长鞘头端位于左侧髂总动脉远端，应用导丝导管技术尝试通过髂外动脉闭塞病变，于病变远端进入内膜下，导丝无法返回真腔。直视下穿刺左侧股动脉并植入8F血管鞘，尝试应用导丝导管技术通过髂外动脉闭塞病变，与髂外动脉中段与上方导管对接，从右侧导管内引出导丝，经导丝送入球囊（6mm~8mm）扩张髂外动脉病变处，撤出球囊后造影示：髂外动脉长段病变，局部可见血栓影（图4-16-4）。遂经左侧股动脉穿刺点切开股动脉，送入Forgarty取栓导管，对左侧髂外动脉行取栓操作，取出陈旧血栓，血流满意。

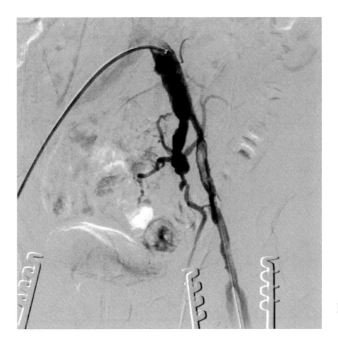

图4-16-4 选择性左侧髂动脉造影

3. 选择腹主动脉覆膜支架主体（26mm~14mm~180mm，戈尔），定位肾动脉开口后，于肾动脉开口下方半释放主体支架，选择支架髂支（23mm~120mm），与支架主体相连后释放髂支，然后完全释放支架主体，送入CODA球囊行支架后扩张。经左侧入路造影示髂外动脉及髂内动脉近段可见明显充盈缺损，不除外血栓或动脉内膜（图4-16-5），应用Forgarty取栓导管行取栓操作，效果不满意。

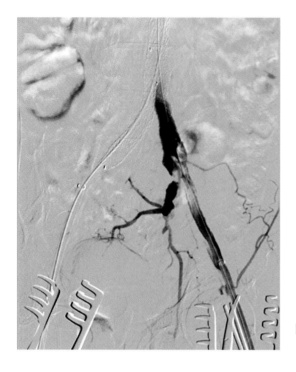

图4-16-5　左侧髂支释放后髂动脉造影

4. 遂穿刺左侧肱动脉，植入6F血管鞘，应用导丝导管技术选择左侧髂内动脉，将导丝头端置于髂内动脉远端，然后送入球囊（8mm-60mm），扩张髂内动脉。造影示：髂内动脉通畅，可见明显残留狭窄（图4-16-6）。遂从肱动脉入路送入支架（8mm-60mm），从左侧股动脉入路送入支架（8mm-100mm），应用"对吻（Kissing）"术释放支架，使支架上端位于覆膜支架内，然后分别送入球囊（8mm-60mm）及球囊（8mm-80mm）同时行支架后扩张（图4-16-7），再次造影见左侧髂总动脉、髂外动脉及髂内动脉通畅，未见明显残留狭窄（图4-16-8）。

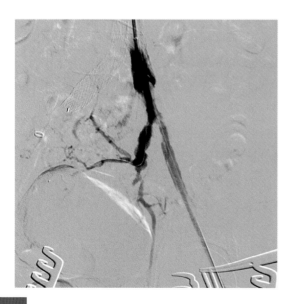

图4-16-6　髂内动脉球囊扩张后造影
注：示髂内动脉通畅，可见明显残留狭窄。

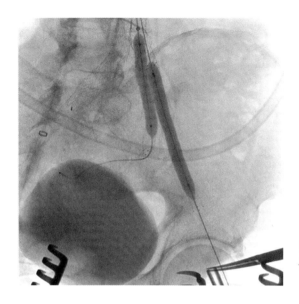

图4-16-7 Kissing术释放髂内、髂外动脉支架后使用球囊扩张

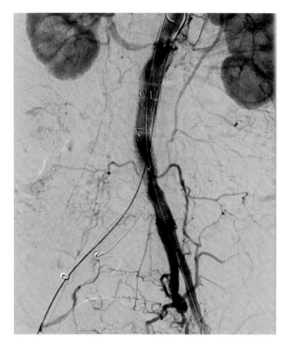

图4-16-8 术后髂内、髂外动脉造影

5. 经右侧股动脉入路送入球囊（8mm-60mm），扩张右侧髂外动脉狭窄病变，然后送入支架（8mm-40mm），于病变处释放支架。

6. 送入PIG造影导管造影示腹主动脉通畅，支架形态良好，未见明显内漏，双侧髂动脉通畅（图4-16-9）。撤出导丝、导管及血管鞘，应用6-0 prolene线缝合双侧股动脉切口。逐层缝合手术切口。拔出肱动脉处血管鞘及导丝，局部压迫穿刺点15分钟，辅料加压包扎。

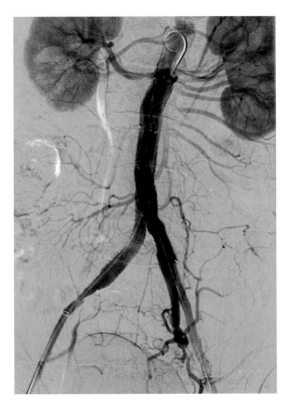

图4-16-9　手术完成后腹主动脉造影
注：支架形态良好，未见明显内漏，双侧髂动脉通畅。

7. 出院前（术后7天）复查CTA示支架形态良好，双侧髂动脉通畅（图4-16-10）。

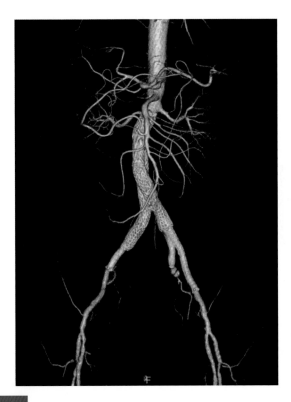

图4-16-10　出院前复查腹主动脉CTA
注：示腹主动脉通畅，支架形态良好，未见明显内漏，
双侧髂动脉通畅。

病例17
腹主动脉瘤合并双侧髂动脉瘤的治疗

腹主动脉腔内修复术 + 双侧喇叭腿支架植入术

● **主 诉**

主因发现腹部搏动性包块2天入院。

● **病 史**

患者，男性，71岁，入院2天前因便秘服用通便药物，排便通畅后自行扪及脐部左侧有搏动性包块，不伴腹痛、腹胀、恶心、呕吐、发热，无四肢疼痛、发冷、活动异常，小便可。就诊于我院，行腹部B超提示腹主动脉瘤伴附壁血栓形成。腹主动脉CTA示：腹主动脉瘤样扩张（最大径约95mm）伴血栓形成，双侧髂动脉瘤样扩张（图4-17-1）。

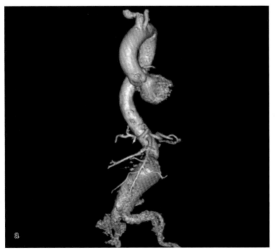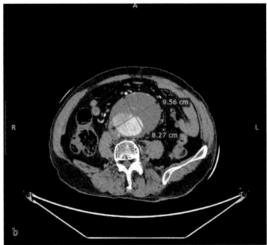

图4-17-1 术前CTA三维重建及轴位图

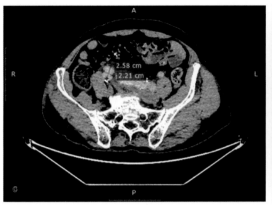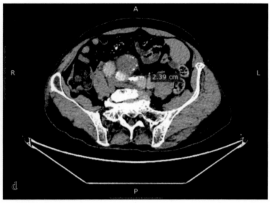

图4-17-1 术前CTA三维重建及轴位图（续）

注：a、b.示肾下段腹主动脉瘤样扩张（最大径95.6mm~82.7mm）伴瘤腔内附壁血栓形成，双侧髂动脉瘤样扩张；c.右侧最大径约25.8mm；d.左侧最大径约23.9mm。

● 诊疗策略

该患者腹主动脉瘤合并双侧髂动脉瘤诊断明确，具有EVAR手术指征。根据术前CTA提示患者双侧髂总动脉同时受累，但双侧髂内、外动脉无明显扩张。双侧髂内动脉未见明确狭窄，若将双侧髂支支架延长至髂外动脉，会导致双侧髂内动脉缺血，可能会产生臀肌缺血、盆腔脏器缺血等并发症，因此决定采用喇叭腿支架保留双侧髂内动脉。根据CTA所作手绘测量设计（图4-17-2）。

● 诊疗过程

1. 全麻仰卧位后消毒铺巾，双侧腹股沟切口游离双侧股总动脉。分别穿刺两侧股总动脉，植入8F血管鞘。经右侧鞘管植入黄金标记导管，以连接管将导管连接至高压注射器，行腹主动脉造影提示：腹主动脉呈瘤样扩张，左侧髂总动脉与腹主动脉下

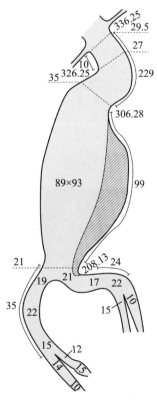

图4-17-2 根据CTA所作腹主动脉瘤及双侧髂动脉瘤手绘测量设计

注：图中单位为mm。

端迂曲成角，右侧髂总动脉未见明显迂曲（图4-17-3）。

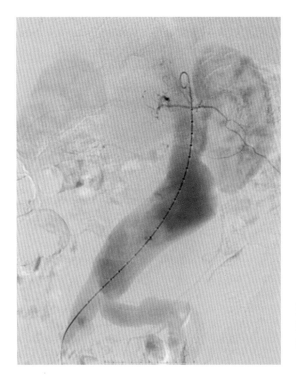

图4-17-3 腹主动脉瘤及双侧髂动脉瘤术前造影
注：腹主动脉呈瘤样扩张，左侧髂总动脉与腹主动脉下端迂曲成角，右侧髂总动脉未见明显迂曲。

2. 讨论后决定经左侧股动脉植入支架主体。置换双侧股动脉加硬导丝（TSMG，COOK）。经左股动脉植入支架主体（36mm-16mm-145mm，ENDURANT，Medtronic），定位于右侧肾动脉开口水平以下。并确认接腿开口朝向右侧，后逐节释放（图4-17-4）。

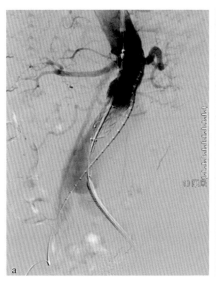
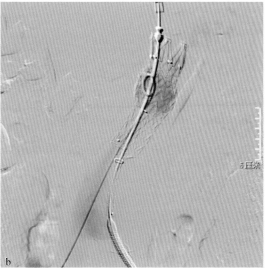

图4-17-4 主体支架释放后肾动脉造影
注：双肾动脉血流通畅良好。

3. 经右侧股动脉鞘管植入VER导管、引导导丝经主体支架髂动脉接腿开口处进入支架腔内、到达主体支架近端降主动脉。经导丝植入猪尾导管，确认导丝位于支架腔内。经测量接腿开口距右侧髂内动脉开口水平距离后，经导丝先植入过渡支架（16mm-16mm-95mm，ENDURANT，Medtronic）、再植入髂支支架（16mm-24mm-126mm，ENDURANT，Medtronic），分别释放（图4-17-5）。

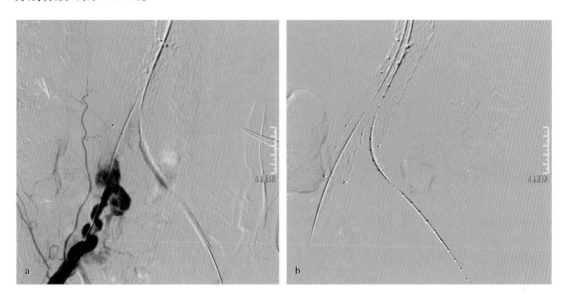

图4-17-5 释放右侧喇叭腿支

注：a.确认好右髂内动脉开口位置；b.经右股动脉植入过渡支架及喇叭腿支架并释放。

4. 再经左侧股动脉植入另一侧髂动脉接腿（16mm-25mm-95mm，ENDURANT，Medtronic），根据造影确认远端平左髂内动脉开口水平之后释放（图4-17-6）。

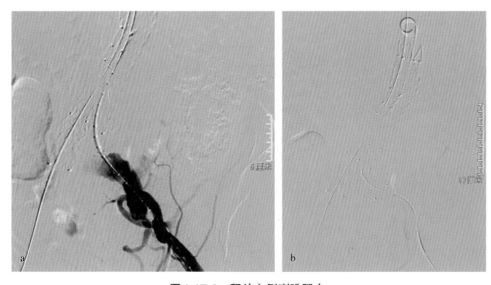

图4-17-6 释放左侧喇叭腿支

注：a.确认好左髂内动脉开口位置；b.经左股动脉植入喇叭退支架并释放。

5. 经左侧股动脉植入12F鞘管，经鞘管植入CODA球囊（3.0cm~2.0cm，COOK），由近端至远端行主体支架及左髂动脉接腿支架球囊扩张。再经右侧股动脉植入12F鞘管，植入CODA球囊，由近及远行球囊扩张术（图4-17-7）。

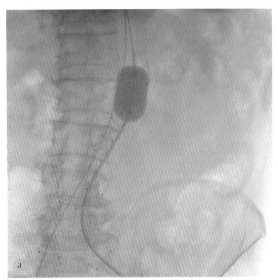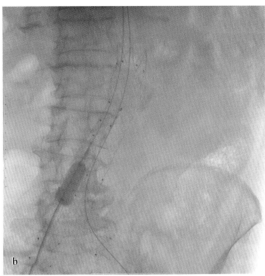

图4-17-7 使用球囊对支架两端及连接处进行后扩

注：使支架与主动脉壁贴合严密，减少内漏可能。

6. 之后经左股动脉鞘管植入猪尾导管，连接高压注射器，设定参数：造影剂总量为20ml、流速为10ml/s、压力为600psi，行腹主动脉造影如图4-17-8。

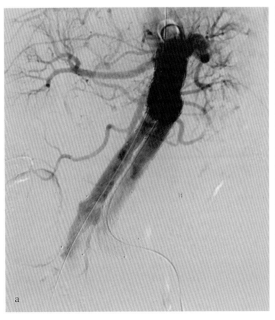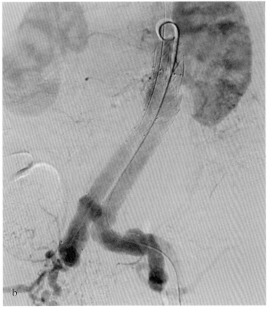

图4-17-8 手术完成后经猪尾导管行腹主动脉造影

注：腹主动脉瘤体消失，双侧肾动脉及双侧髂内动脉均可见显影，未见明显造影剂内漏。

病例 18
髂内高分叉腹主动脉瘤的治疗

腹主动脉腔内修复术 + 体外修剪术

● 主　诉

因体检发现腹主动脉瘤 1 月入院。

● 病　史

患者，男，80 岁，1 月前于当地医院行腹部彩超检查提示腹主动脉瘤，无明显腹痛、腹胀、恶心、发热等症状。进一步就诊，行腹主动脉 CTA 示：腹主动脉远端动脉瘤伴附壁血栓形成（图 4-18-1）。

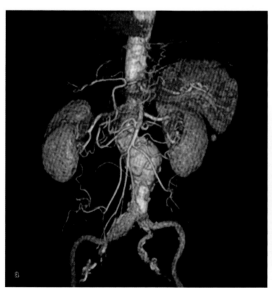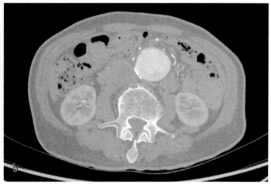

图 4-18-1　髂内高分叉腹主动脉瘤 CTA

注：a. 肾动脉下偏心性腹主动脉瘤，左侧肾动脉较低；b.CT 见腹主动脉增宽。

● 诊疗策略

该患者偏心性肾下腹主动脉瘤诊断明确，具有EVAR手术指征，术前应用药物控制血压及心率。根据CTA结果，左侧肾动脉较右侧肾动脉低，瘤颈22mm，近端锚定区长度足够，右侧髂总动脉扩张，右侧髂内动脉开口距离腹主动脉分叉处20mm，左侧髂内动脉开口距离髂总动脉10mm。术前方案A：保留双侧髂内动脉，右侧髂支覆膜支架下端位于髂内动脉开口以上，左侧使用三明治技术，左侧髂内动脉放入7mm Vibanh覆膜支架保留髂内动脉。方案B：只保留一侧右侧髂内动脉，左侧髂支覆盖髂内动脉开口。方案A较方案B复杂，且三明治技术仍存在一定内漏风险。方案B相对简单，但需注意右侧髂总动脉长度仍有限，需确保保留右侧髂内动脉，需根据术中测量导管的情况来确定所用髂支尺寸，避免所用髂支过长。若髂支确实过长，可考虑根据测量情况在体外适当截短。根据CTA所做的手绘测量设计（图4-18-2）。

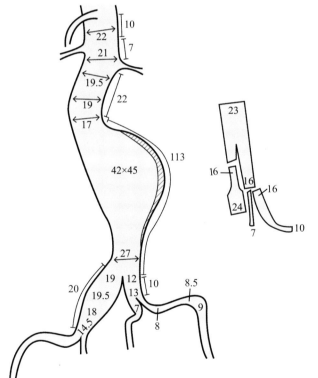

图4-18-2　根据CTA所做的髂内高分叉腹主动脉瘤手绘测量设计

注：图中单位为mm。

● 诊疗过程

1. 全麻，仰卧位，暴露双侧腹股沟，分离股总动脉，血管阻断带套绕股总动脉，直视状态下穿刺双侧股总动脉并植入8F血管鞘,左侧送入一根猪尾导管,更换Lunderquist导丝置于降主动脉上段,右侧送入黄金标记猪尾导管至腹主动脉上段,然后连接高压注射器造影(图4-18-3)。

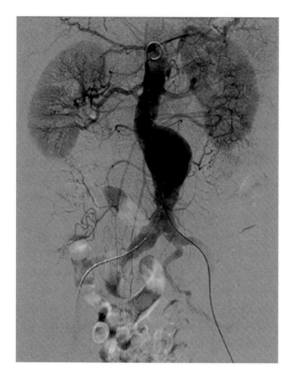

图4-18-3 髂内高分叉腹主动脉瘤术前造影
注:可见肾动脉下偏心性腹主动脉瘤。

2. 根据测量结果,于左侧送入腹主动脉支架主体(23mm-16mm-145mm,Medtronic)。造影定位于左侧肾动脉开口,释放主体支架,使支架覆膜部上端位于左侧肾动脉开口下方(图4-18-4)。

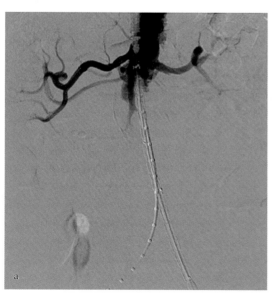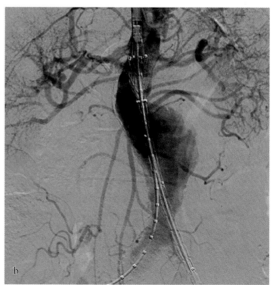

图4-18-4 半释放覆膜支架主体
注:a.造影明确左侧肾动脉开口;b.调整支架位置确保支架覆膜部位于左侧肾动脉开口下方。

3. 右侧送入猪尾造影导管，明确位于主体支架内，造影定位右侧髂内动脉开口位置，右侧送入髂支（16mm-20mm-120mm，Medtronic）。发现髂支过长，释放后可能覆盖右侧髂内动脉开口，撤出髂支支架，体外释放两节支架，减去一节段覆膜支架后重新组装，使支架下端位于右侧髂内动脉开口以上（图4-18-5）。

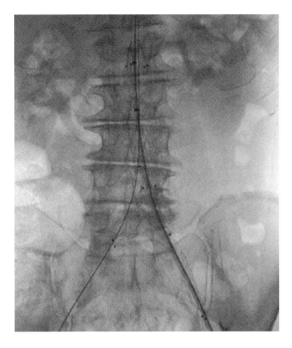

图4-18-5 右侧髂支体外修剪，重新组装后送入
注：支架上端与主体支架重叠相连，下端定位于右侧髂内动脉开口以上。

4. 左侧送入髂支支架（16mm-10mm-120mm，Medtronic），定位准确后释放（图4-18-6）。

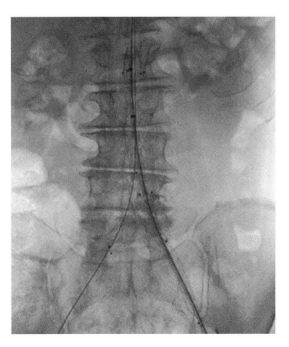

图4-18-6 定位后释放左侧髂支
注：髂支上段与主体支架重叠相连，下端覆盖左侧髂内动脉开口。

5. 送入CODA球囊（COOK），扩张主体支架及支架连接处（图4-18-7）。

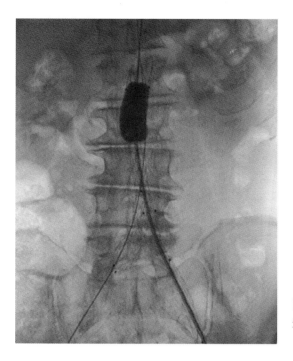

图4-18-7　CODA球囊依次扩张主体支架及支架连接处

6. 送入猪尾造影导管，造影提示支架形态良好，造影剂顺利通过，右侧髂内动脉通畅，可见少量内漏，考虑膜性渗漏（图4-18-8）。拔出支架输送器后，应用7-0 Prolene缝线缝合股动脉穿刺点，逐层缝合腹股沟切口。

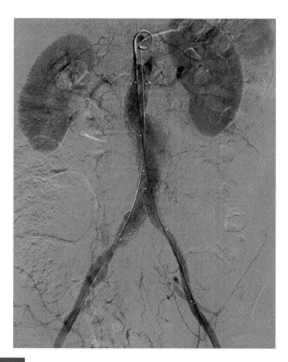

图4-18-8　支架释放完成后复查腹主动脉造影
注：可见腹主动脉真腔通畅、双肾动脉显影良好。右侧髂内动脉通畅，支架外可见少量造影剂外溢，考虑膜性渗漏。

7. 出院前复查CTA示支架形态良好，未见明显内漏，右侧髂内动脉通畅。

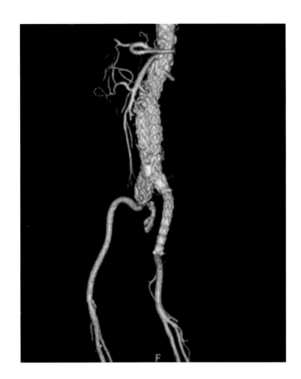

图4-18-9　术后7天再次复查腹主动脉CTA

病例 19
双侧短髂总动脉的腹主动脉瘤的治疗

腹主动脉腔内修复术 + 左侧髂内栓塞术 + 右侧髂内支架植入术

● **主　诉**

患者体检发现腹主动脉瘤4年，增大1月。

● **病　史**

患者，男，69岁，2013年12月因糖尿病于外院治疗，住院期间行CT检查发现腹主动脉瘤，自诉无特殊临床表现，未行治疗。于2017年11月27日再次于航天总医院行CT检查提示：腹主动脉远段扩张伴附壁血栓达腹主动脉末端，宽约5.3cm，充盈管腔约3.3cm，累计长度约7cm，较前明显增大。

● **诊疗策略**

该患者腹主动脉瘤诊断明确，腹主动脉瘤直径大于5cm，有手术指征。该患者行腔内治疗的难点在于双侧髂总动脉极短，动脉瘤病变已累及双侧髂总动脉，无法应用常规EVAR术将髂支锚定于髂总动脉，因需要保留一侧髂内动脉，需应用"三明治"技术于右侧髂内动脉和髂外动脉植入覆膜支架，同期栓塞左侧髂内动脉，左侧髂支延长至左侧髂外动脉。

● **诊疗过程**

1. 全麻，平卧位，暴露腹股沟，常规消毒铺巾。双侧腹股沟做纵切口，切开皮肤及皮下组织，游离股动脉，血管阻断带控制血流。左侧肱动脉横行切口，游离肱动脉，血管阻断带控制血流。静脉肝素化，分别穿刺双侧股动脉、左侧肱动脉，植入8F血管鞘。

2. 经左侧股动脉植入标记导管，经右侧股动脉植入猪尾造影导管，行腹主动脉造影（图 4-19-1），测量腹主动脉瘤相关参数。

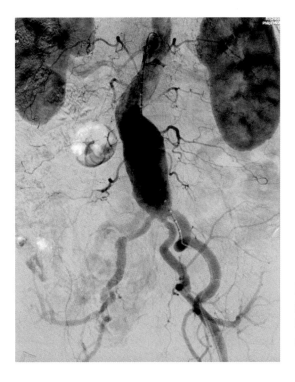

图 4-19-1　双侧短髂总动脉腹主动脉瘤术前造影
注：造影可见双侧髂总动脉极短且受累，双侧髂外动脉和双侧髂内动脉似乎从腹主动脉瘤病变处直接发出，缺少髂总动脉锚定区。

3. 经左侧肱动脉入路植入造影导管及导丝，路图引导下植入左侧髂内动脉，随后植入微导管微导丝，使用弹簧圈栓塞左侧髂内动脉（图 4-19-2）。

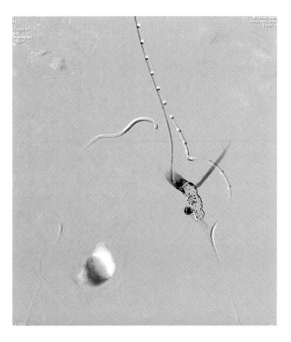

图 4-19-2　栓塞左侧髂内动脉

4. 经左侧股动脉植入Lunderquist导丝，更换GORE鞘管，植入覆膜支架主体（23mm-16mm-140mm，GORE EXCLUDER），于肾动脉下方释放主体及左侧髂支支架（图4-19-3）。

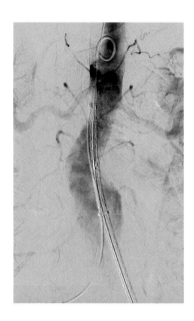

图4-19-3　经左侧股动脉植入覆膜支架主体

5. 经右侧股动脉入路植入右冠导管及导丝，配合进入腹主动脉支架内，更换Lunderquist导丝，更换12F GORE血管鞘，植入一枚髂支GORE EXCLUDER（16mm-14mm-70mm），经肱动脉入路将导丝导管通过右侧髂支支架进入右侧髂内动脉，植入12F长鞘，更换SUPERCORE加硬导丝。经右侧股动脉入路植入另一枚髂支（14mm-12mm-100mm），经左侧肱动脉入路于右侧髂内动脉植入Viabhan人工血管（图4-19-4）。

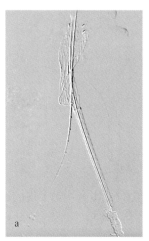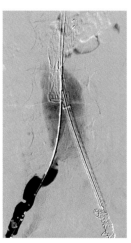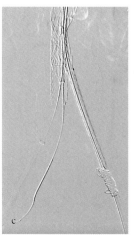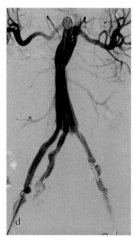

图4-19-4　使用"三明治"技术保留右侧髂内动脉

注：a.导丝导管选入主体支架内；b.造影定位；c.由肱动脉入路将导丝选入右髂内动脉；d.于髂内及髂外动脉同时释放支架。

6. 植入完毕再次造影，可见少量内漏，使用三叶球囊和10mmCOOK球囊分别扩张覆膜支架及Viabhan。扩张完毕再次造影，支架形态良好，无明显内漏（图4-19-5）。

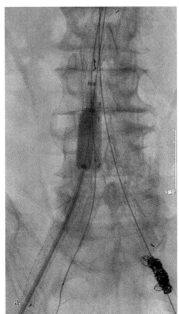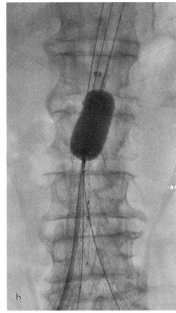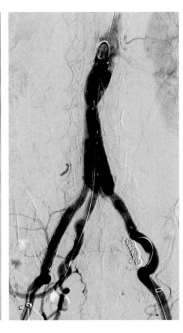

图4-19-5　扩张完毕再次造影

注：a.左侧髂外及髂内支架同时后扩；b.主体支架近端后扩；c.支架形态及位置良好，未见明显即时内漏。

7. 撤除导丝导管，分别阻断双侧股动脉、左侧肱动脉。使用6-0血管缝合线缝合动脉后，仔细止血，逐层缝合手术切口，敷料覆盖。

病例20
腹主动脉瘤合并双侧髂总动脉瘤及双侧髂内动脉瘤的治疗

自制髂动脉分支支架植入术

● 主　诉

发现腹主动脉动脉瘤1个月。

● 病　史

患者1个月前于当地医院行腹盆CT检查示：双侧髂总动脉局限性增粗，考虑髂总动脉瘤不除外。双下肢CTA：腹主动脉下段、双侧髂总动脉、髂内动脉均存在瘤样扩张；腹主动脉动脉瘤，瘤体最大直径约3.3cm；左侧髂总动脉动脉瘤，瘤体最大截面约5.8cm-4.7cm（图4-20-1）。

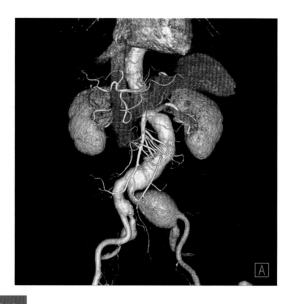

图4-20-1　术前胸腹主CTA三维重建

● 诊疗策略

患者双侧髂总动脉瘤、髂内动脉瘤诊断明确，有手术指征。手术存在以下几种术式可能：
①牺牲双侧髂内动脉，优点：手术难度降低，经济。缺点：盆腔缺血，腹泻、便秘、小便
障碍、盆腔不适，性功能障碍等。②重建一侧髂内动脉。优点：保留盆腔血供。缺点：手
术难度增大。③重建哪一侧髂内动脉，重建右侧髂内动脉? 重建左侧髂内动脉?

最终决定：腹主动脉瘤腔内修复术，支架隔绝右侧髂内动脉，并行右髂内动脉弹簧圈栓塞，
左侧髂支支架体外缝制髂动脉分支支架（Iliac artery branch stent，IBD）重建左侧髂内动脉。
根据CTA所做的手绘测量设计（图4-20-2）。

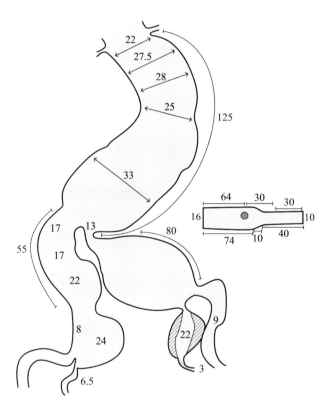

图4-20-2 根据CTA所做的腹主动脉瘤手
绘测量及方案设计

● 诊疗过程

1. 全麻，仰卧位常规消毒铺巾。行双股动脉穿刺，植入8F导管鞘，造影证实为股总动脉，
分别预置两把缝合器（Proglied，Abbott）后，重新植入10F导管鞘。同时穿刺左肱动脉。
静脉肝素化。腹主动脉造影示：腹主动脉瘤（图4-20-3），最大直径约3.5cm，双侧髂总动
脉瘤，左侧最大直径约5cm，右侧约2.5cm，双侧髂内动脉动脉瘤，双髂动脉入路未见明显
狭窄，左髂总开口扭曲。

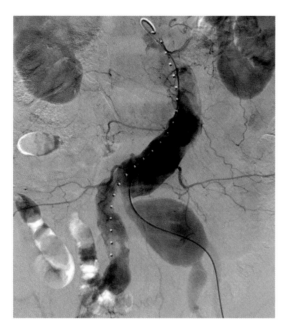

图4-20-3　经右股动脉送入黄金标记导管行腹主动脉造影

2. 一组医师体外制备髂内动脉支架，GORE髂支（12mm-120mm，Excluder）体外半释放，按预订测量位置开窗，直径约6mm，距近端约4cm（7mm-25mm，Viabahn）缝合固定于髂支开窗部位，并以圈套器线圈作为标记，重新回收至18F鞘内（图4-20-4）。

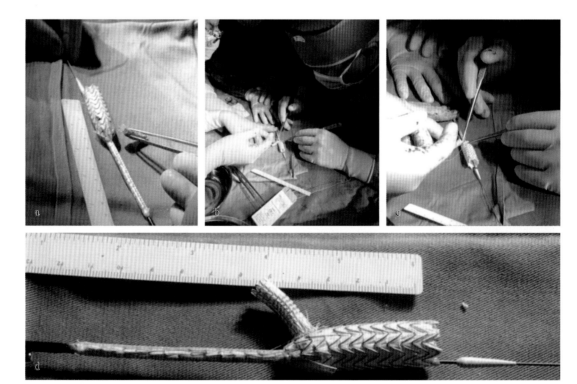

图4-20-4　IBD制作过程

注：a.选定开窗位置；b、c.缝合viabahn支架；d.缝合完毕的髂内动脉支架。

3. 自左股动脉引入自制IBD系统，定位于左髂内动脉开口上方释放支架直至IBD打开（图4-20-5）。

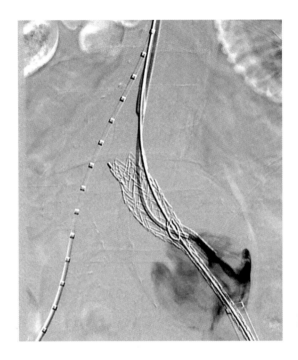

图4-20-5　自左股动脉引入并释放自制IBD系统

4. 左肱动脉导管进入经自制IBD系统选择进入左侧髂内动脉，造影提示左髂内动脉主干直径9mm，后支直径6mm（图4-20-6）。

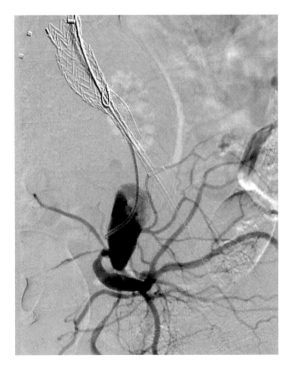

图4-20-6　经左肱动脉入路行左侧髂内动脉造影

5. 于IBD支架远段顺序植入Viabahn 2枚（8mm-100mm），远端位于左髂内动脉后支，近端进入髂支5mm（图4-20-7）。

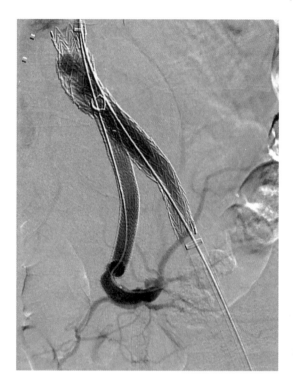

图4-20-7 于IBD支架远段顺序植入Viabahn支架2枚

6. 栓塞右侧髂内动脉（弹簧圈8mm，COOK）（图4-20-8）。

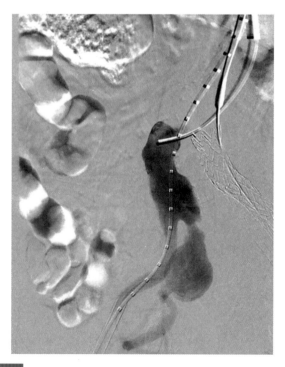

图4-20-8 栓塞右侧髂内动脉

7. 经右股动脉进入主体（GORE），释放主体直至主体短臂打开（图4-20-9）。

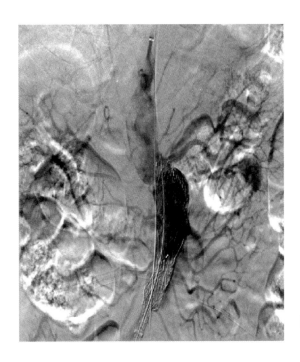

图 4-20-9　经右股动脉进入覆膜支架主体

8. 左侧导丝选入主体短臂，于短臂和IBD髂支之间植入延长髂支（GORE）（图4-20-10）。

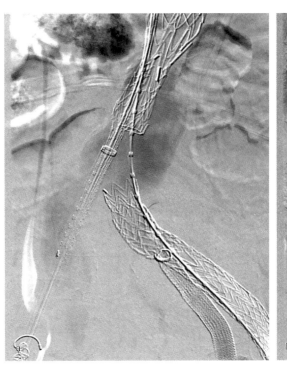 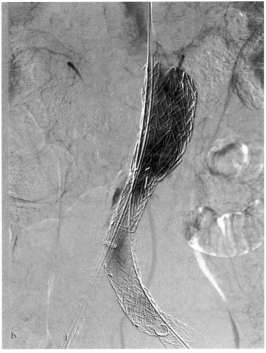

图 4-20-10　选入主体短臂，植入延长髂支

注：a. 左侧导丝选入主体短臂；b. 于主体短臂和IBD髂支之间植入延长髂支。

9. 植入右侧髂支（Excluder，GORE）（图4-20-11，图4-20-12）。

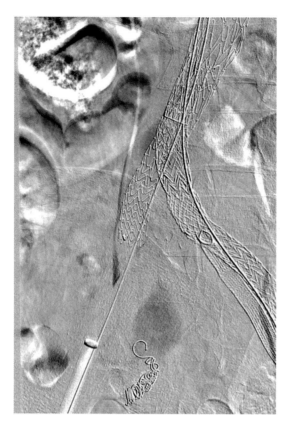

图4-20-11　释放右侧髂支

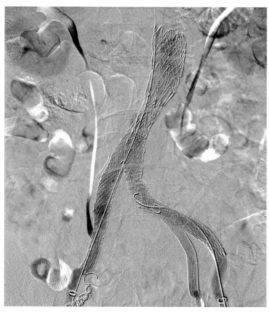

图4-20-12　释放髂支支架后造影
注：支架位置满意，无明显内漏。

10. 撤除鞘管，分别缝合股动脉、肱动脉穿刺点。逐层缝合手术切口，敷料覆盖，术毕患者拔除气管插管，送往麻醉恢复室。

病例21
腹主动脉及双侧髂总动脉瘤的治疗

腹主动脉腔内修复术＋髂动脉分支支架植入术

● **主 诉**

发现腹主动脉瘤1年。

● **病 史**

患者，男，56岁，于1年前因脑出血在外院治疗期间查腹主动脉CT诊断腹主动脉瘤，无发热、恶心呕吐、腹痛腹胀、双下肢麻木及疼痛等症状，未治疗。于2019年6月21日复查腹主动脉CT示：腹主动脉远段梭形扩张，最宽处直径46 mm×44mm，双侧髂总动脉梭形扩张，腹主动脉硬化，腹主动脉远段及双侧髂总动脉真性动脉瘤，双侧髂总动脉动脉瘤内少许血栓形成。

● **诊疗策略**

患者腹主动脉瘤诊断明确，髂总动脉瘤明显瘤样扩张，有手术指征。该患者手术的主要难点在于双侧髂总动脉无有效锚定区，需保留至少一侧髂内动脉，可考虑自制IBD，因患者肾功能受损，不适宜长时间手术及需要控制造影剂用量，可考虑一侧应用自制IBD，另一侧栓塞髂内动脉，将髂支延长至髂外动脉。根据CTA所做的手绘测量设计（图4-21-1）。

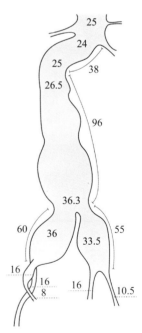

图4-21-1 根据CTA所做的腹主动脉瘤及双侧髂总动脉瘤手绘测量设计

注：图中单位为mm。

● 诊疗过程

1. 全麻，平卧位，暴露腹股沟及左侧肘窝，常规消毒铺巾。于双侧腹股沟做纵切口，游离股总动脉，套血管阻断带控制血流。于左侧肘窝做纵切口，游离肱动脉，套血管阻断带控制血流。静脉肝素化分别穿刺双侧股总动脉、左侧肱动脉，植入8F血管鞘。

一组医师体外制备髂内动脉支架（部分释放腹主动脉髂支14mm-14mm-100mm，于支架距离开口5cm处修剪一直径8mm的小孔，使用6-0血管滑线将覆膜支架（8mm-25mm）端侧吻合于髂支支架，吻合过程中将导丝头端缝合于吻合口处坐位标记，将支架压缩收紧植入16F血管鞘内备用（图4-21-2）。

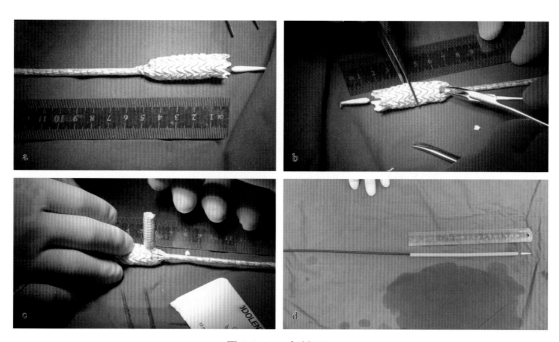

图4-21-2　自制IBD

注：a.释放及游离髂支长约5cm；b.距离开口5cm处修剪一直径8mm的小孔；c. Iliac branch与髂支呈直角，应用6-0血管缝线将覆膜支架（8mm-25mm）端侧吻合于髂支支架，吻合过程中将导丝头端缝合于吻合口处坐位标记；d.自制IBD，将自制的组合支架压缩重新装回输送鞘。

2. 另一组医师，首先使用C2导管经左侧股总动脉入路"翻山"至右侧髂内，植入微导管微导丝，使用COOK弹簧圈栓塞右侧髂内动脉。栓塞完成后，经右侧入路植入黄金标记导管，经左侧入路植入猪尾导管，造影定位并测量后（图4-21-3）。

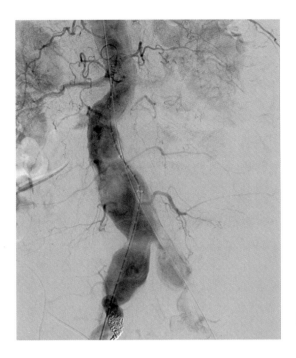

图4-21-3　经左侧股动脉入路栓塞右侧髂内动脉

3. 经左侧入路植入超硬导丝（lunderquest），更换22F大鞘（戈尔）后，随后植入腹主动脉支架主体，于肾动脉开口下方释放支架主体，再次造影后确认位置，将支架释放至短腿开放，固定主体（图4-21-4）。

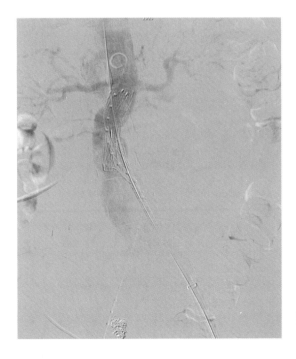

图4-21-4　由左侧股动脉植入主体支架

4. 经右侧股动脉入路应用导丝导管技术进入主体支架髂支接口，造影确认导管位于支架内后，更换超硬导丝（Lunderquist），随后植入髂支支架至髂外动脉（两枚）（图4-21-5）。

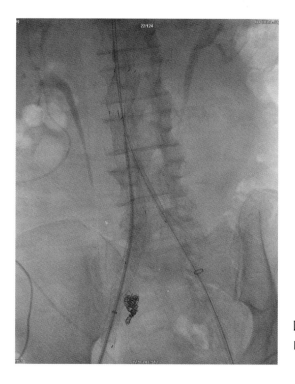

图4-21-5　由右侧股动脉入路选入主体短臂内，接2枚髂支至右髂外动脉

5. 经左侧股动脉入路植入髂支分支支架（自制IBD），与支架主体充分重叠后释放分支支架近心端至IBD打开（图4-21-6）。

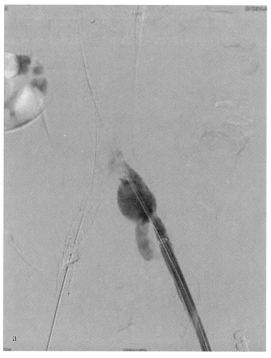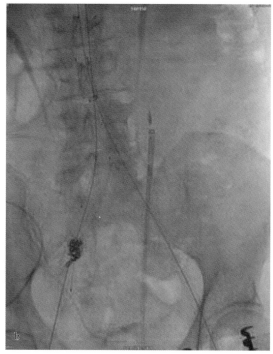

图4-21-6　经左侧股动脉入路植入髂支分支支架

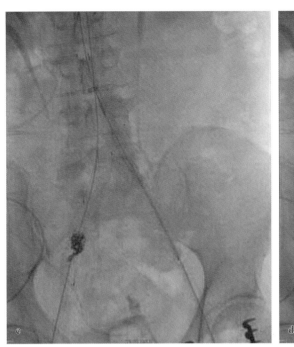
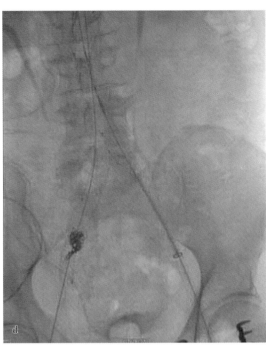

图4-21-6 经左侧股动脉入路植入髂支分支支架（续）

注：a.造影定位；b.体内定位髂分支支架开口方向；c、d.释放分支支架近心端至IBD打开。

6. 经左侧肱动脉入路植入导丝导管到达髂分支支架（图4-21-7）。

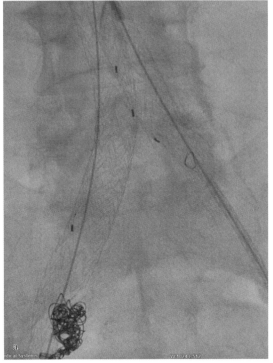
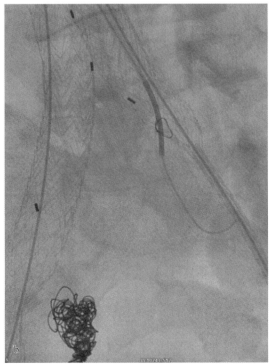

图4-21-7 经肱动脉入路送入导丝导管，通过IBD选入髂内分支

7. 更换加硬导丝后更换长鞘，更换超硬导丝（SUPERCORE），于IBD支架与髂内动脉间植入覆膜支架（10mm-100mm，VIABHAN），使用CODA球囊扩张支架近端及接合处，再次造影见支架位置满意，无明显内漏（图4-21-8）。

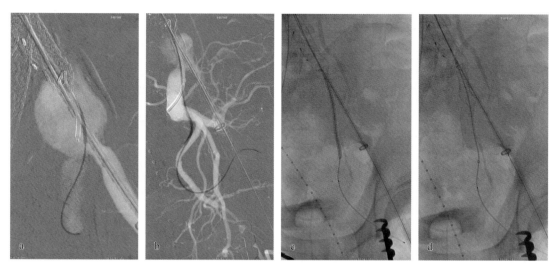

图4-21-8　于IBD支架远端释放2枚viabhan

注：a、b.造影显示髂内动脉；c.支架输送至预定位置；d.支架释放。

8. 释放右侧髂分支支架远心端（图4-21-9）。

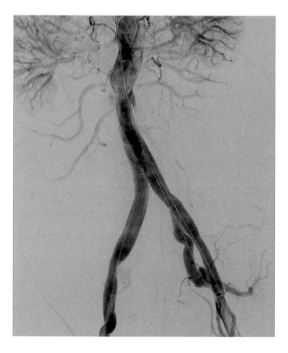

图4-21-9　释放右侧髂支支架后行腹主动脉造影

注：支架位置满意，无明显内漏。

9. 撤除鞘管，分别缝合股动脉、肱动脉穿刺点。逐层缝合手术切口，敷料覆盖，术毕患者拔除气管插管，安返病房。

病例22
髂动脉瘤的治疗

髂动脉分支支架植入术

● **主　诉**

体检发现右髂总动脉瘤4个月。

● **病　史**

患者，男，55岁，4个月前因阻塞性睡眠呼吸低通气综合征于外院住院治疗，住院期间行腹主动脉CTA检查，提示：右侧髂总动脉瘤；左侧髂外起始段动脉夹层；左侧髂内动脉起始段附壁血栓形成。患者无腹痛、便秘、排尿困难、腰背痛等症状，右下腹无搏动性包块（图4-22-1）。

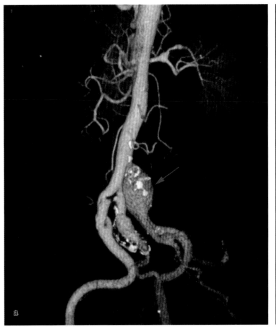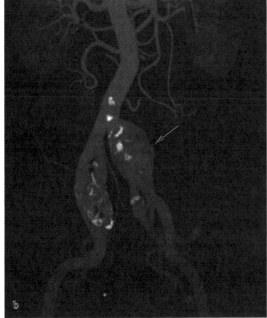

图4-22-1　右髂总动脉瘤CTA

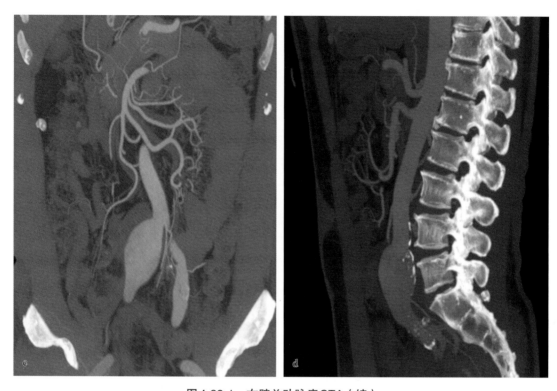

图4-22-1　右髂总动脉瘤CTA（续）

注：包块大小约4.4cm-4.0cm，双侧髂内动脉不规则扩张。左侧髂外动脉扩张，其内可见线样低密度影。

● 诊疗策略

患者右髂总动脉瘤、左髂外动脉夹层诊断明确，拟行"经双股动脉、左侧肱动脉入路，右髂总动脉瘤腔内修复术、右髂内动脉支架植入术、左髂外动脉夹层腔内修复术，主动脉造影"。

● 诊疗过程

1. 全麻，仰卧位。常规消毒铺巾。行双股动脉穿刺，造影证实为股总动脉，分别预置两把缝合器（Abbott）后，重新植入10F导管鞘。同时左肘部纵切口长约2cm，游离肱动脉约2cm，套带备用。静脉肝素化。腹主动脉造影示：右髂总动脉瘤，瘤体最大直径4cm；腹主动脉直径2cm，形态尚规则；右髂外动脉局限性夹层；双髂动脉入路未见明显狭窄，右髂内动脉通畅，左髂内动脉闭塞（图4-22-2）。

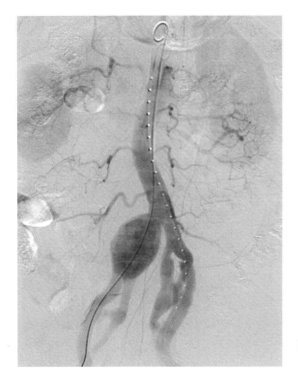

图4-22-2　右髂总动脉瘤术前CTA

2. 取GORE髂支（14-120，Excluder，GORE）体外半释放，按术前预订测量位置开窗，直径约6mm。另取覆膜支架（Viabahn 7mm-20mm，GORE）体外完全释放，并以CV-7缝合固定于髂支开窗部位，同时取圈套器头部固定于开窗部位以备术中定位（箭头处）。完成吻合后重新回收至大鞘内（GORE，18F）。

3. 自右股动脉引入自制IBD系统（14-120，Excluder＋Viabahn 7mm-20mm，GORE），定位于右髂内动脉开口上方释放支架。另经左肱动脉鞘引入导丝导管，交换为90cm长鞘。导丝导管配合进入经自制IBD系统选择进入右侧髂内动脉，并释放覆膜支架（Viabahn 8mm-100mm，GORE），近端位于右侧髂支内5mm，远端位于右髂内动脉。

4. 自左股动脉超硬导丝进入主体（Excluder 231418，GORE），定位双肾动脉开口释放主体直至主体短臂打开。自右侧股动脉鞘导丝配合导管选择进入主体短臂，交换为超硬导丝，于短臂和IBD之间植入延长髂支（Excluder 18-100，GORE）。完全释放支架主体（图4-22-3）。

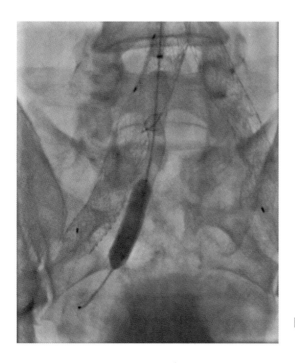

图4-22-3　释放髂内动脉支架后球囊扩张

5. 以三叶大动脉球囊扩张支架近端、髂支远端以及支架各连接处，扩张完毕后造影：主动脉支架近端位置良好，肠系膜上动脉和双侧肾动脉、右髂内动脉均通畅，未见明显内漏（图4-22-4）。撤出输送导管，收紧预埋缝线，局部加压包扎。左肱动脉穿刺口连续缝合，逐层关闭伤口，内置引流条一根。手术顺利，清点器械、纱布无误，术后安返病房。

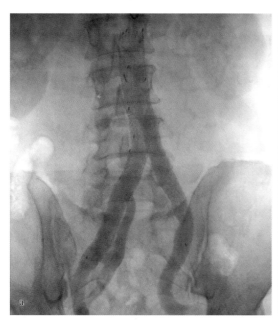
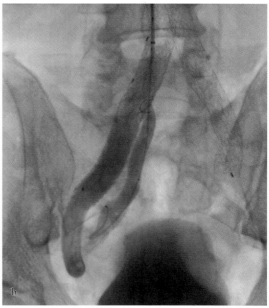

图4-22-4　扩张完毕后行造影